中医治疗腰椎间盘突出症

主　编　刘焰刚　赵吉平
副主编　孟祥奇　陈廷坚
编　委　王锡友　王　福　李多多　陈　勇

科学技术文献出版社
·北京·

(京)新登字 130 号

内 容 简 介

本书从基础解剖学出发,结合大量插图,详细论述了腰椎间盘突出症的生理、病理、临床分型、症状及治疗方法,以期为众多患者了解腰椎间盘突出症和临床医生治疗腰椎间盘突出症提供一本实用的参考书。

科学技术文献出版社是国家科学技术部系统惟一一家中央级综合性科技出版机构,我们所有的努力都是为了使您增长知识和才干。

目 录

上篇 腰椎间盘突出症 ………………………………………… 1

第一讲 腰椎间盘突出症的定义 ………………………… 3

第二讲 椎间盘的生理 …………………………………… 5
  (一)椎间盘外层 ………………………………………… 5
  (二)内容物(髓核) ……………………………………… 9
  (三)椎间盘的发育(血供) ……………………………… 11
  (四)椎间盘的位置及名称 ……………………………… 12

第三讲 腰椎间盘的毗邻关系 …………………………… 13
  (一)椎间盘周围韧带 …………………………………… 13
  (二)椎间盘周围肌肉 …………………………………… 20
  (三)椎间盘与椎间孔和脊神经的关系 ………………… 25

第四讲 椎间盘与椎管 …………………………………… 44

第五讲 椎间盘的功用 …………………………………… 55
  (一)连结作用 …………………………………………… 55
  (二)支撑作用 …………………………………………… 55
  (三)减震作用 …………………………………………… 55
  (四)协助脊柱运动的完成 ……………………………… 55
  (五)维持脊柱稳定 ……………………………………… 56

第六讲 椎间盘的蜕变(老化) …………………………… 63
  (一)髓核方面 …………………………………………… 63
  (二)纤维环方面 ………………………………………… 66

第七讲 椎间盘突出的方向 ……………………………… 74
  (一)向上、下方向突出 ………………………………… 74
  (二)向前突出 …………………………………………… 74
  (三)向左右方向突出 …………………………………… 77

(四)向后突出 ……………………………………………… 78
第八讲　椎间盘突出的程度与病理分型 ……………………… 81
　　(一)按髓核与纤维环的位置关系分型 ………………… 81
　　(二)根据髓核突出程度分型 …………………………… 81
　　(三)根据髓核向后突出的部位分型 …………………… 82
　　(四)根据髓核的具体位置分型 ………………………… 82
　　(五)粗略分型 …………………………………………… 82
　　(六)突出物与脊神经、硬膜囊之间的相互关系 ……… 84
　　(七)椎间盘蜕变的主要相关因素(病因) ……………… 85
第九讲　椎间盘突出症的临床分型 …………………………… 90
　　(一)单纯生理蜕变型(无症状型) ……………………… 92
　　(二)肌肉劳损型 ………………………………………… 92
　　(三)脊神经根型 ………………………………………… 93
　　(四)椎管狭窄型 ………………………………………… 93
　　(五)鉴别诊断 …………………………………………… 93
第十讲　椎间盘突出症的辨证施治 …………………………… 94
　　(一)保守治疗 …………………………………………… 94
　　(二)手术治疗 …………………………………………… 96
第十一讲　肌肉劳损型椎间盘突出症 ………………………… 97
　　(一)腰背肌筋膜炎 ……………………………………… 98
　　(二)腰骶髂三角劳损 …………………………………… 107
　　(三)腰三横突周围炎 …………………………………… 111
　　(四)腰三横突综合征 …………………………………… 115
　　(五)横突棘肌劳损 ……………………………………… 116
　　(六)棘突骨膜炎 ………………………………………… 118
　　(七)腰骶关节劳损 ……………………………………… 120
第十二讲　脊神经根型椎间盘突出症 ………………………… 124
　　(一)椎间盘侧后方突出的分型 ………………………… 124
　　(二)临床表现 …………………………………………… 125
　　(三)诊断依据 …………………………………………… 142
　　(四)治疗 ………………………………………………… 145

目 录

第十三讲 椎管狭窄(马尾神经)型腰椎间盘突出症………… 159
　(一)椎管解剖………………………………………… 159
　(二)临床表现………………………………………… 160
　(三)体征……………………………………………… 162
　(四)影像学…………………………………………… 163
　(五)诊断依据………………………………………… 163
　(六)治疗……………………………………………… 166
　(七)功能锻炼………………………………………… 169

下篇 腰椎间盘突出症相关疾病……………………………… 171
　第一讲 椎管狭窄症……………………………………… 173
　　(一)相关概念……………………………………… 173
　　(二)正常椎管……………………………………… 173
　　(三)临床引起椎管狭窄的主要病因……………… 173
　　(四)临床症状……………………………………… 177
　　(五)治疗对策……………………………………… 178
　第二讲 腰椎滑脱症……………………………………… 180
　　(一)基本概念……………………………………… 180
　　(二)滑脱的病因…………………………………… 181
　　(三)滑脱的程度…………………………………… 183
　　(四)滑脱症的临床症状…………………………… 184
　　(五)滑脱症的治疗对策…………………………… 187
　第三讲 急性腰扭伤……………………………………… 188
　　(一)急性腰部肌肉扭伤…………………………… 188
　　(二)急性腰部韧带扭伤…………………………… 191
　　(三)腰椎小关节错缝(滑膜嵌顿)………………… 192
　　(四)急性肌肉扭伤、韧带扭伤、滑膜嵌顿的临床特征…… 197
　第四讲 慢性腰肌劳损…………………………………… 198
　　(一)病因…………………………………………… 198
　　(二)病理…………………………………………… 202
　　(三)临床特征……………………………………… 202
　　(四)治疗与锻炼…………………………………… 203

第五讲　急性骶髂关节错位 ·················· 204
　　（一）基础解剖 ·························· 204
　　（二）病因 ······························ 205
　　（三）病理 ······························ 206
　　（四）临床表现 ·························· 206
　　（五）治疗 ······························ 210
第六讲　梨状肌损伤综合征 ·················· 215
　　（一）基础解剖 ·························· 215
　　（二）病因 ······························ 217
　　（三）病理 ······························ 217
　　（四）临床特征 ·························· 217
　　（五）治疗 ······························ 218
第七讲　髂胫束劳损 ························ 220
　　（一）基础解剖 ·························· 220
　　（二）病因 ······························ 220
　　（三）病理 ······························ 222
　　（四）临床特征 ·························· 222
　　（五）治疗 ······························ 222
第八讲　耻骨联合病变 ······················ 225
　　（一）基础解剖 ·························· 225
　　（二）病因病理 ·························· 226
　　（三）临床特征 ·························· 226
　　（四）治疗 ······························ 227
　　（五）调护 ······························ 229
第九讲　盆腔内病变 ························ 230
第十讲　坐骨神经痛 ························ 231
主要参考书目 ······························ 232

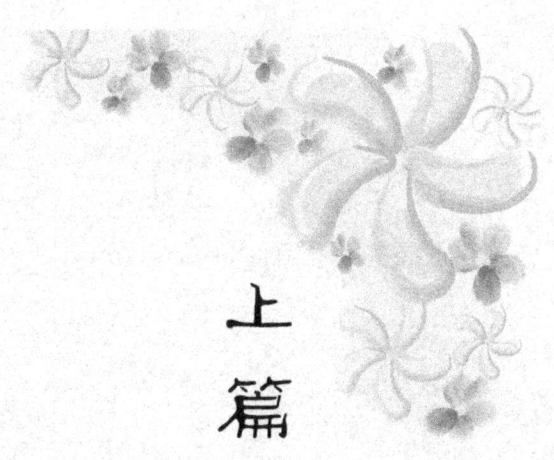

上篇

腰椎间盘突出症

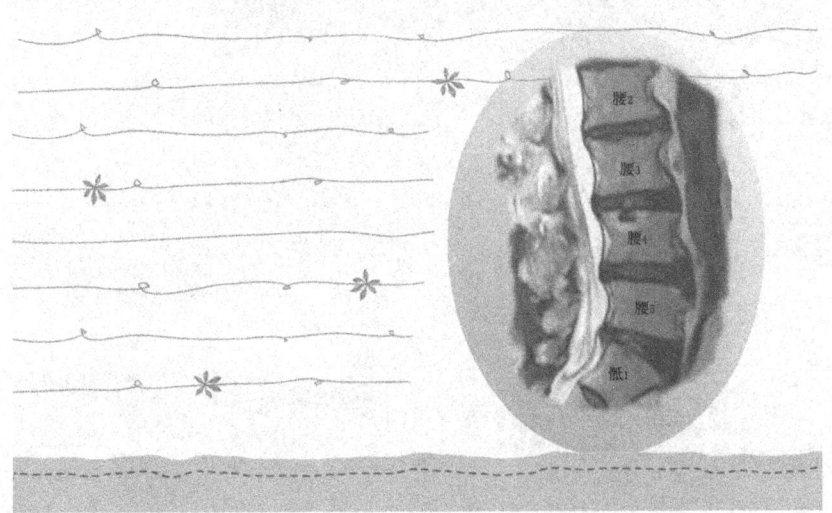

第一讲 腰椎间盘突出症的定义

按照疾病分类与诊断标准,腰椎间盘突出症的全称是"腰椎间盘纤维环破裂髓核突出症"。

顾名思义,从字面上讲,本病是指腰椎间盘的纤维环已经破裂,并且髓核已经自裂隙处向外突出。

但是,这仅仅是一个解剖学概念,而不是临床学定义。因为不是所有的解剖学上的椎间盘突出都能引起临床症状,在生活中许多人存在解剖学上的椎间盘突出,但却没有任何临床自觉不适感。

因此,许多临床工作者把椎间盘突出症的临床定义拓展为:椎间盘纤维环破裂、髓核突出,并因此导致脊柱失稳,引发肌肉、韧带劳损;或者突出物直接刺激、压迫脊神经根或脊髓(马尾神经),并引起相应的肌肉、神经症状,为椎间盘突出症。

腰椎间盘突出症这一名称是在现代解剖学和影像学有了进一步发展之后才有的,古代中医没有这一名称,但这个病从古至今一直都有,只是医者们对它的叫法不同。古代医籍中所说的"痹症"、"腰腿痛"、"腰股痛"、"腰痛"等,与今天所说的腰椎间盘突出症有许多相似之处。

痹证:在《内经》中就有对痹症的记载,《素问·痹论篇》对痹症有详细的论述:"风寒湿三气杂至,合而为痹也。其风气胜者为行痹,寒气胜者为痛痹,湿气胜者为着痹也",其中描述的症状"痹在于骨则重;在于脉则血凝而不流;在于筋则屈不伸;在于肉则不仁;在于皮则寒。故具此五者,则痛也。"与我们所说的腰椎间盘突出症状基本对应,"以冬遇此者为骨痹;以春遇此者为筋痹;以夏遇此者为脉痹,以至阴遇此者为筋痹;以秋遇此者为皮痹"。《灵枢·经筋》中详细介绍了与十二筋脉相关联的春、夏、秋、冬痹概念以及发病、治疗的情况。

腰痛:《内经·素问·刺腰痛篇》中描述了腰痛的症状、治疗等情况,"足太阳脉令人腰痛,引项脊尻背如重状,少阳令人腰痛,如以针刺其皮中,循循然不可以俯仰,不可以顾,同阴之脉令人腰痛,痛如小锤居其中,怫然肿,衡络之脉令人腰痛,不可以俛仰,仰则恐仆,得之举重伤腰,衡络绝,恶血归之",所描述的症状,部分与腰突症相当。

对于"痹症"、"腰腿痛"、"腰股痛"、"腰痛"等,古代医家还有许多论述,大多是以《内经》论述为纲。

第二讲 椎间盘的生理

椎间盘又称"椎间纤维软骨盘",是一个富有弹性、韧性的特殊组织结构,由纤维环和髓核两部分组成(椎间盘的结构类似于食物中的"馅饼",纤维环相当于"面皮",髓核相当于"肉馅")。

$$椎间盘\begin{cases}外层\to纤维环\begin{cases}纤维软骨板——上下部分\\纤维环——周缘部分\end{cases}\\内容物\to髓核\to含水分的胶冻状物\end{cases}$$

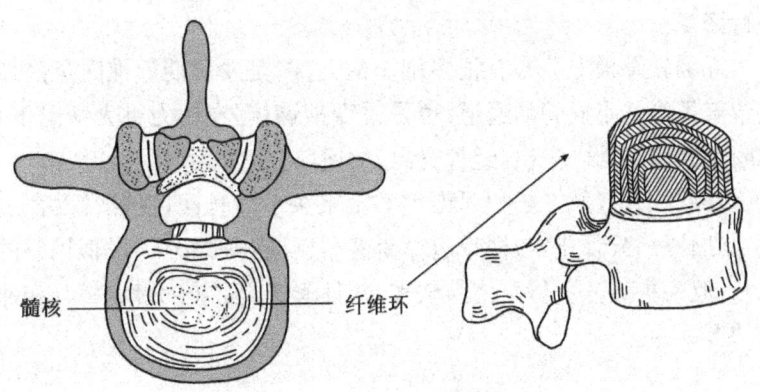

图1 纤维环与髓核

(一)椎间盘外层

椎间盘的外层,也就是包裹层,统称为"纤维环"。实际上,纤维环又细分为两部分,即纤维软骨板和纤维环。

1. 纤维软骨板

纤维软骨板是指纤维环的上、下部分,也就是与相邻椎骨上下面相互接触的部分(类似馅饼皮的上下两面)。

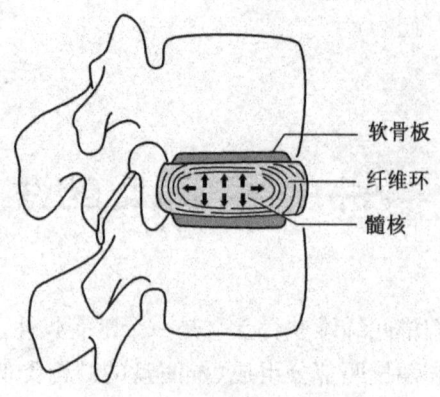

图 2　纤维软骨板、纤维环、髓核

纤维软骨板由"透明软骨"构成,平均厚度 1mm 左右,质地相对坚硬。其本身没有神经组织及血管分布,损伤时本身不产生疼痛,也不能自行修复。

纤维软骨板上分布有很多细小的孔隙,是发育期为椎间盘髓核提供营养供给的小血管的通道;也是蜕变期髓核(在压力过大情况下)自椎间盘内向椎骨内突出(经骨突出)的通路。

纤维软骨板原本是相邻椎骨的上下关节软骨面,在椎骨发育过程中,其周围部分骨化,与椎骨边缘紧密相连,形成"骺环"(类似馅饼的沿儿)。但中央部分仍然保持为软骨,并且演变成了椎间盘髓核与相邻椎骨的上下界。

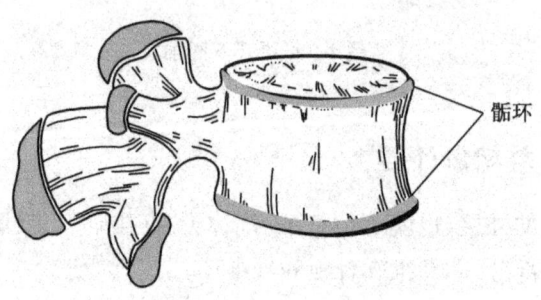

图 3　椎骨骺环位置

第二讲 椎间盘的生理

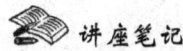

> 有些人部分骨化的骺环没能与椎骨完全结合，形成游离体。位于椎骨后缘的游离体可以突入椎管，引发椎管狭窄症（图4）。

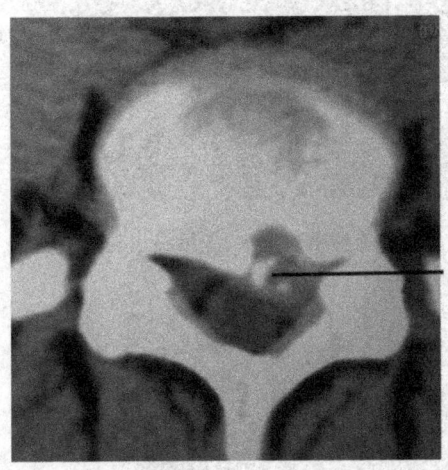

图4 骺环在椎骨后壁未完全连结，形成游离体

纤维软骨板的外径大小与相邻椎骨骺环的内径大小相当，与相邻椎骨的骺环紧密相连。

椎骨上下面与纤维软骨板相接触的部位，称为"终板"。由于此处血液循环相对较差，容易产生无菌性炎症，形成"终板炎"，引发急、慢性腰痛。终板是脊柱运动时受压较大的部位，挤压力来源于椎间盘，日积月累此处经常产生双凹变形（图5），骨皮质密度增加，影像学多报告为"终板炎"。

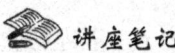

> 挤压力来源于椎间盘，可以据此推测出椎间盘存在蜕变。

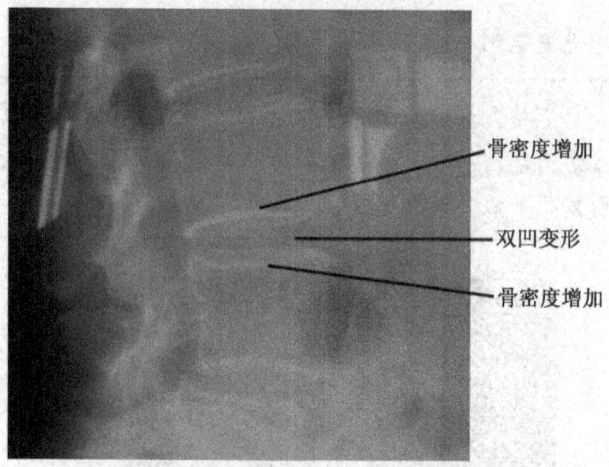

图5　椎骨边缘骨密度增加，上下缘出现双凹变形

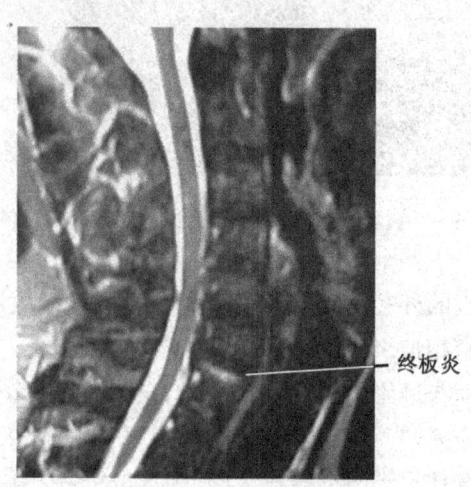

图6　颈7椎骨上面"终板炎"

2. 纤维环

纤维环是指纤维环前、后、左、右四壁，也就是位于上下纤维软骨板之间、没与椎骨接触的部分（类似馅饼面皮的四边）。

纤维环由含有胶原纤维束的致密纤维软骨构成，其外层纤维附着于相邻上下椎骨的边缘，中层纤维附着在相邻上下椎骨的骺环，内层纤维附着在椎间盘纤维软骨板上。纤维环呈纤维网状结构，其构成纤维

第二讲　椎间盘的生理

之间相互交叉编织,彼此之间成 30°～60°夹角,此结构增加其坚韧性,富有韧性和弹性(图7)。

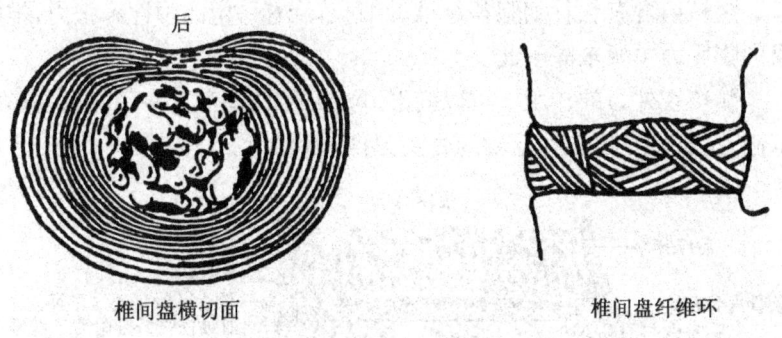

图7　椎间盘纤维环与髓核关系

纤维环极坚韧并且富有弹性收缩能力(类似日常生活见到的"松紧带"),是椎间盘主要的负重组织,它与上下方的纤维软骨板及前后方的前、后纵韧带紧密相连。

在横切面上,纤维环在电子显微镜下可以分为12层,呈同心圆形排列,相邻两层纤维之间借助黏合剂样物质紧密相连,极其坚韧,主要起包裹、紧束其内容物(髓核)作用。

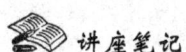 讲座笔记

> 椎间盘的紧束力主要来源于纤维环,同理也最容易出现疲劳破损、断裂的部位。纤维环前后左右的壁厚不平均,前壁及侧壁厚度是后壁的1倍,后壁的每层纤维软薄,且层次少,这种结构是造成髓核容易向后突出的原因之一。

椎间盘纤维环上有神经分布,是脊神经返回支的分支——纤维环支。

(二)内容物(髓核)

椎间盘的内容物称为"髓核",是含有大量水分的类黏蛋白样物质(胶状物,类似食品"果冻",富有弹性)。髓核发育期含水分90%左右,

以后逐渐减少，18岁时降至80%左右，成年时在70%左右，老年后更少。

髓核内含有软骨细胞和纤维母细胞，具有一定的弹性和张力，椎间盘的膨胀力主要来源于此。

髓核在外力的作用下可以变形、位移，使椎间盘具备了能够变形的基础，是脊柱完成各种运动的先决条件（图8）。

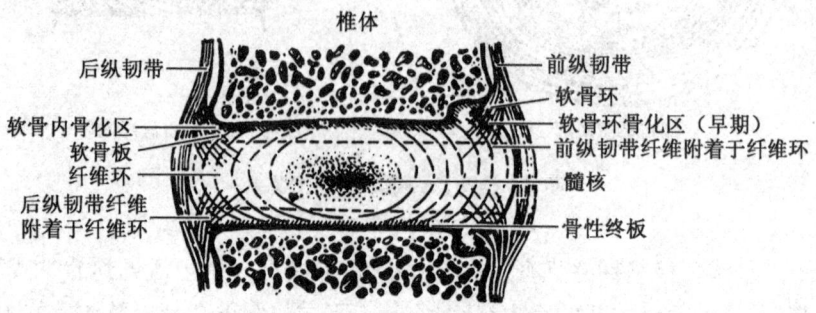

图8　椎间盘的构造及周围组织

总体来说，椎间盘外层坚韧、内容物柔软，能够在外力作用下变形，从而使脊柱具备了能够压缩变短及向前、后、左、右各个方向运动的条件，所以，其功能类似于生活中常见的弹簧。

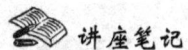讲座笔记

在正常情况下，椎间盘髓核的位移（类似圆球滚动）受到纤维环和椎旁韧带的限制，它们协同作用，能够防止髓核过度位移而挤压纤维环，防止诱发椎间盘突出。

在影像学（MR）上，椎间盘的（侧面投影）形状类似于体育器材中的"铁饼"，中间厚，两边薄，边缘整齐，密度均匀，并且前后边缘不超过相邻椎骨边缘连线（图9～图10）。

椎间盘的厚薄，在脊柱的不同部位有所不同，一般来说，凡是运动较多的部位，椎间盘较厚。

在腰椎节段，椎间盘前厚后薄，这种结构有利于腰曲的形成和

第二讲　椎间盘的生理

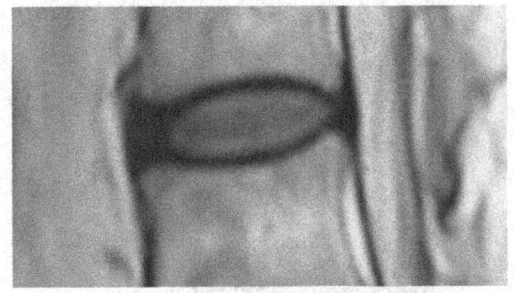

图 9　正常椎间盘

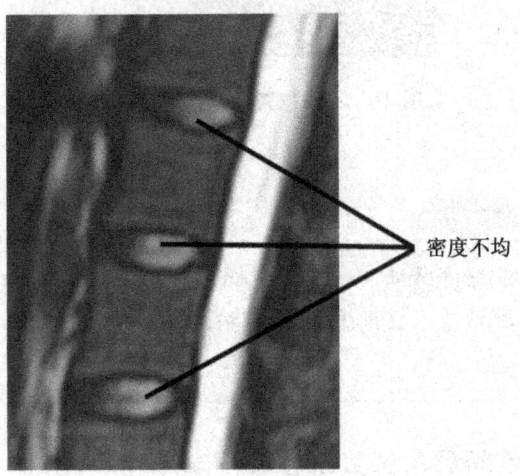

图 10　轻度蜕变，椎间盘密度不均匀

维持。

(三) 椎间盘的发育（血供）

椎间盘没有单独的血管分布，除纤维环外，髓核的血液供给在发育期由分布在椎骨骨膜上的小血管承担，这些小血管穿过椎间盘透明软骨板上的孔隙为髓核提供营养物质，并带走代谢产物，使其能够和椎骨同期发育、生长。

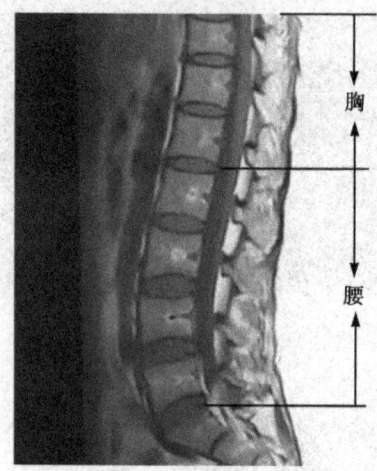

图11　不同位置椎间盘厚度不同

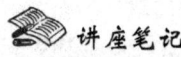

  在发育停止后（成年，18～20岁），这种血液供给随之结束，椎间盘髓核失去血液供给，蜕变也就从此开始。

（四）椎间盘的位置及名称

  椎间盘位于相邻的上下椎骨之间，分别以相邻椎骨的位置命名。即位于第12胸椎与第1腰椎之间的椎间盘称为"胸$_{12}$、腰$_1$"（书写为$T_{12}L_1$）；位于第1与第2腰椎之间的椎间盘称为"腰$_1$、腰$_2$"（L_1、L_2），依此类推，分别是L_2、L_3、L_3、L_4、L_4、L_5、L_5S_1（腰$_5$ 骶$_1$）。

第三讲 腰椎间盘的毗邻关系

从横断面观察,腰椎间盘的前方主要是前纵韧带;侧后方是椎间孔、脊神经根、黄韧带以及椎旁肌肉(主要是腰大肌);后方是后纵韧带、椎管(硬膜囊、脊髓、马尾神经)、黄韧带、棘间韧带、棘上韧带等,与椎旁肌肉(主要是竖脊肌、腰方肌、背阔肌等)。

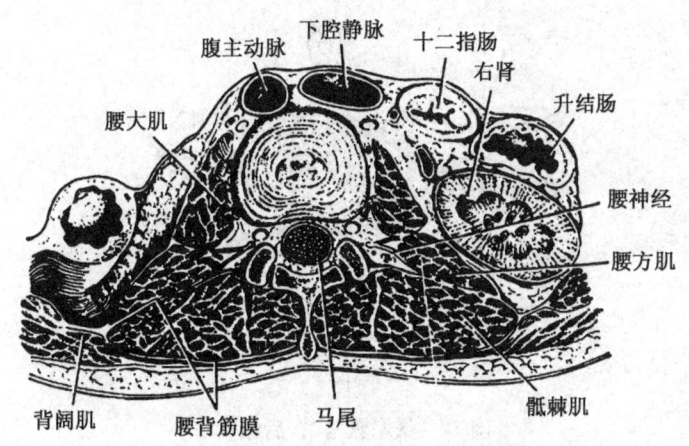

图12 椎间盘周围组织(L_2水平)

(一)椎间盘周围韧带

与椎间盘关系最密切的韧带主要是前纵韧带和后纵韧带,其次有黄韧带、短韧带、棘间韧带、棘上韧带等。

1. 前纵韧带

位于脊柱前方,附着在每块椎骨的前面(与椎骨边缘部分连接紧密,与椎骨中部连接相对疏松)。

前纵韧带上起于枕骨大孔前缘,下连于第一、第二骶骨前面,是人体中最长的韧带,形宽且厚,极为坚韧。

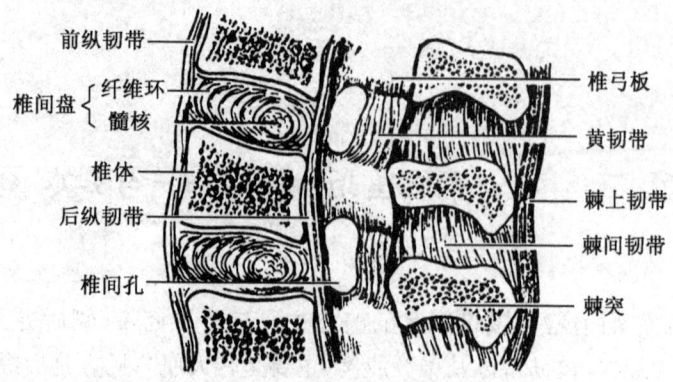

图13 椎间盘周围韧带

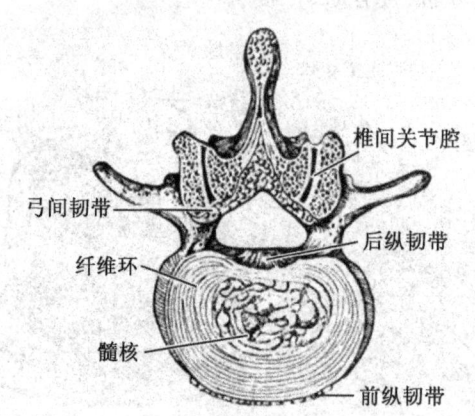

图14 椎间盘与前、后纵韧带

前纵韧带具有韧带的共同特性,既不能主动收缩变短,也不能无限度被牵拉延长。前纵韧带具有防止椎间盘向前突出及限制脊柱过度后仰的功能。在维持脊柱稳定时起重要作用。

前纵韧带在累积性慢性炎性刺激时,可发生肥厚、骨化、钙化。椎间盘向前方突出时,可以使前纵韧带自椎骨边缘处掀起,并受到持续性慢性刺激而水肿、渗出,产生慢性无菌性炎症,日久炎性渗出物未能及时吸收、消散,可以继发纤维化或骨化、钙化,同时刺激椎骨边缘骨质增生。

前纵韧带钙化及椎骨边缘骨质增生可以阻止椎间盘继续向前突

第三讲 腰椎间盘的毗邻关系

出,增加脊柱的稳定性。

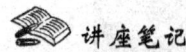

> 椎间盘向前突出时,推挤前纵韧带自椎骨边缘掀起,形成小三角空隙,为前纵韧带继发肥厚、钙化及相邻椎骨上下缘骨质增生提供条件(图15)。

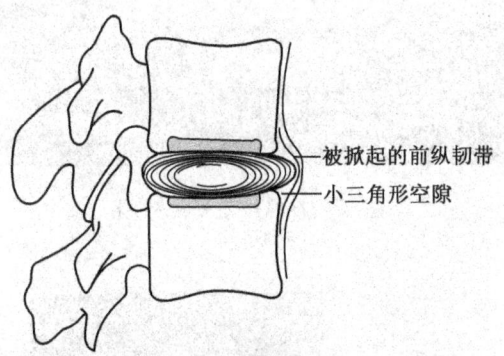

图15 椎间盘向前突出,使前纵韧带掀起

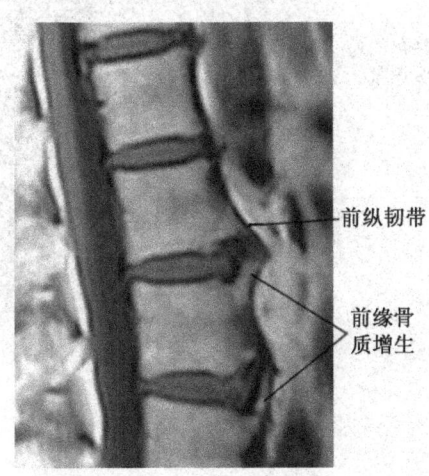

图16 椎间盘向前突出,前纵韧带被掀起,椎骨边缘骨赘生成

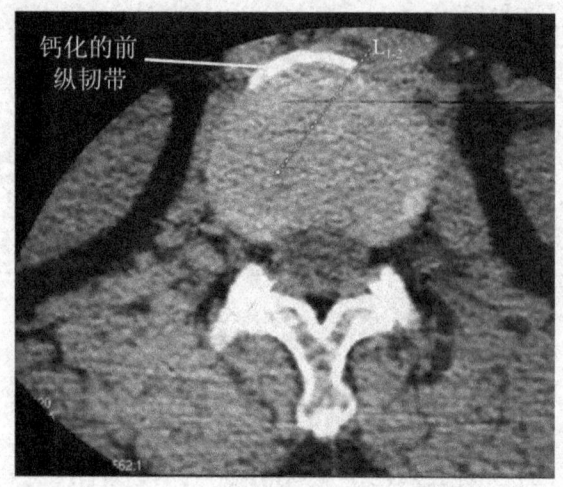

图17 前纵韧带骨化、钙化

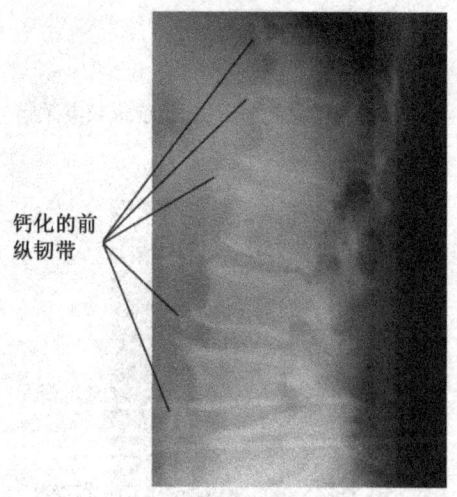

图18 前纵韧带钙化

2. 后纵韧带

后纵韧带位于各椎体及椎间盘的后面(见图13、图14)。起于枢椎,止于骶管前壁,参与构成软组织椎管前壁。后纵韧带能防止椎间盘向后突出,并可限制脊柱过度前屈。与前纵韧带相互拮抗,在维持脊柱稳定方面起重要作用。

 讲座笔记

> 后纵韧带较前纵韧带厚，但很窄，只在后正中线处有窄窄的一条，不能完全覆盖椎体的后面和椎间盘，是椎间盘容易向侧后突出的原因之一。

后纵韧带在一定程度上可以阻止椎间盘向后方突出，而椎间盘向后方突出时，可以推挤后纵韧带向后掀起，并继发肥厚、骨化、钙化（图19～图21）。

 讲座笔记

> 由于后纵韧带参与构成软组织椎管前壁，所以当其受到累积突性刺激继发肥厚或骨化、钙化时，可引起（软组织）椎管狭窄，诱发椎管狭窄症。

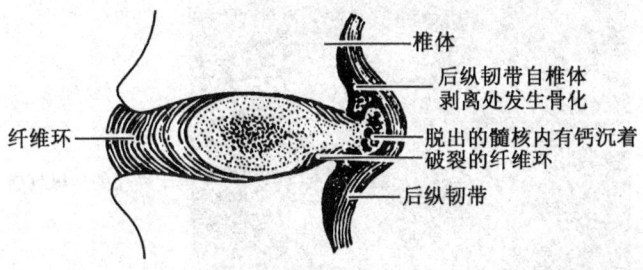

图19 椎间盘向后突出，推挤后纵韧带自椎骨边缘掀起，并继发骨化、钙化

3. 黄韧带

位于相邻椎骨的椎弓之间，又叫"弓间韧带"（图22）。极坚韧，由黄颜色的致密弹性结缔组织构成，协助围成软组织椎管侧、后壁，其在椎管侧壁厚度约2mm，正中线部分（正后方，侧壁结合部）4mm左右（图13）。

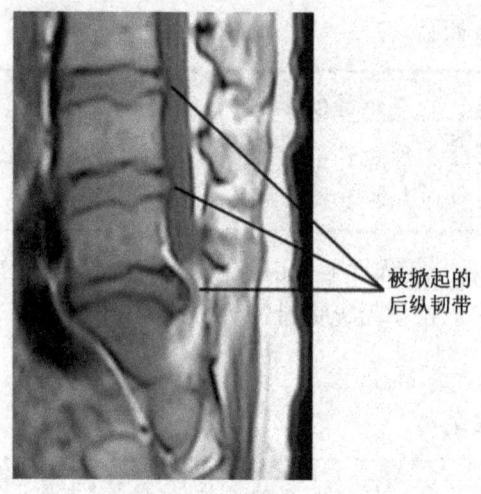

图 20　椎间盘向后突出,后纵韧带被掀起,突入椎管

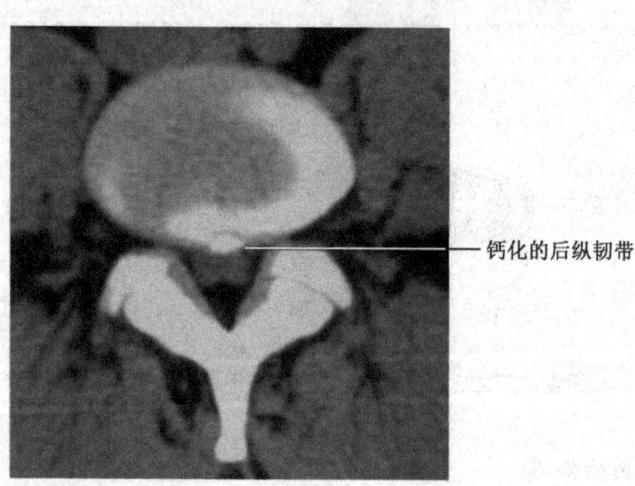

图 21　后纵韧带钙化

第三讲　腰椎间盘的毗邻关系

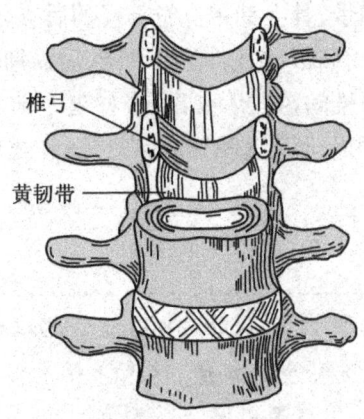

图 22　黄韧带

📖 **讲座笔记**

> 　　黄韧带能阻止脊柱过度前屈。各种原因（主要是连续的外力）可以导致黄韧带肥厚，突入椎管引起（软组织）椎管狭窄，诱发椎管狭窄症。此外，椎间盘突出时，椎间隙变窄，相邻椎骨椎弓之间的距离变短，使位于此处的黄韧带相对变长，出现皱褶并突出椎管，形成（软组织）椎管狭窄。

后纵韧带、黄韧带有脊神经的返回支分布。

4. 短韧带

又叫"横突间韧带"。连于相邻椎骨的横突之间，能限制脊柱过度前屈。

5. 棘间韧带

连于相邻椎骨的棘突之间，后部连棘上韧带。薄而无力，没有棘上韧带坚韧（见图 13）。能限制脊柱过度前屈。

6. 棘上韧带

呈窄带状。上起于枕骨隆突，下抵于骶骨中嵴，连于各椎骨棘突之上（见图 13）。能限制脊柱过度前屈。

19

短韧带、棘间韧带、棘上韧带有脊神经的后支分布。

棘上韧带与棘间韧带、短韧带、黄韧带、后纵韧带等协同作用,防止脊柱过度前屈,预防椎间盘向后突出(脊柱处于前屈位时,椎间盘纤维环后部受到牵张,同时椎间盘髓核后移,挤压纤维环后部,使之容易出现损伤)。

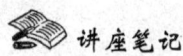讲座笔记

> 当脊柱前屈超过90°时,竖脊肌松弛。此时,维持脊柱稳定的主要力量,来自于椎旁韧带(主要是棘上韧带)。如果长时间维持脊柱前屈姿势,或者再使之过度前屈,椎旁韧带极容易损伤。
>
> 不论是在脊柱前屈时,还是在腰椎旋转时,棘间韧带和棘上韧带离旋转运动轴心最远,损伤几率最高。在临床上,L_5S_1处棘上韧带和棘间韧带损伤率,占椎旁韧带损伤90%以上。

(二)椎间盘周围肌肉

椎间盘周围的肌肉主要可以分为前后两组。

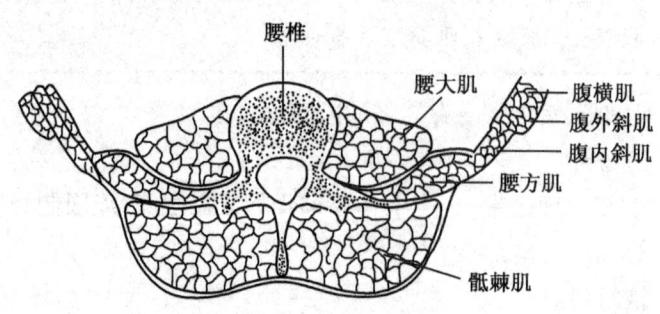

图23 椎间盘周围主要肌肉

位于椎间盘横轴前方,使脊柱前屈(同时使髓核后移,纤维环后部受到牵张,椎间隙变成前薄后厚状态)的肌肉主要包括腹肌(腹直肌、腹横肌、腹外斜肌、腹内斜肌)及腰大肌等。

第三讲 腰椎间盘的毗邻关系

位于椎间盘横轴后方,使脊柱后伸(同时使髓核前移,纤维环前部受到牵张、椎间隙变为前厚后薄状态)的肌肉主要包括竖脊肌、腰方肌、横突棘肌(多裂肌、回旋肌)等。

脊柱运动的轴心是椎间盘。运动是引起椎间盘蜕变的主要因素之一。

1. 使脊柱前屈的肌肉

使脊柱前屈的肌肉主要是腹肌和髂腰肌。

脊柱的前屈受到椎旁韧带(后纵韧带、黄韧带、短韧带、棘间韧带、棘上韧带等)和使脊柱后伸肌肉(竖脊肌、腰方肌、横突棘肌等)的制约。

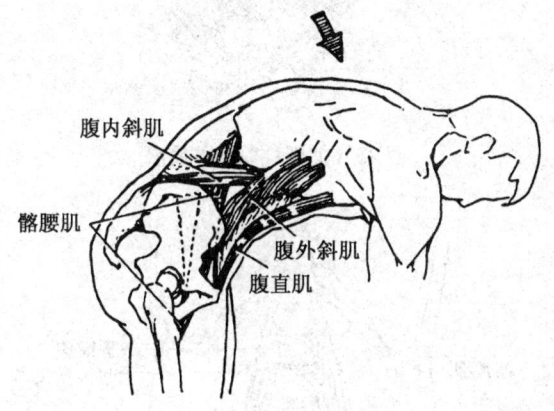

图 24 使脊柱前屈的肌肉

(1)腹肌:腹肌主要包括腹直肌、腹横肌、腹内斜肌和腹外斜肌等,它们协同作用,配合髂肌、腰大肌、腰小肌,使脊柱前屈。

(2)髂腰肌:髂腰肌包括髂肌和腰大肌。

腰大肌起于胸$_{12}$和腰$_{1\sim 5}$椎骨侧面、椎间盘及横突(前面)根部,肌纤维斜向下外方,跨过所有腰椎间关节,在腰骶处与起于髂窝的髂肌纤维合并,跨过腰骶关节、髋关节,止于股骨小转子尖,受腰神经前支支配。双侧肌纤维收缩时,与腹肌相配合,使脊柱腰段前屈。

(3)腰小肌:只有约40%的人有腰小肌。腰小肌起于胸$_{12}$及腰$_1$椎体及其间的椎间盘,肌纤维构成细窄的腱状,止于髂耻隆起。受腰$_1$腰$_2$神经前支支配。功能与腰大肌相同。

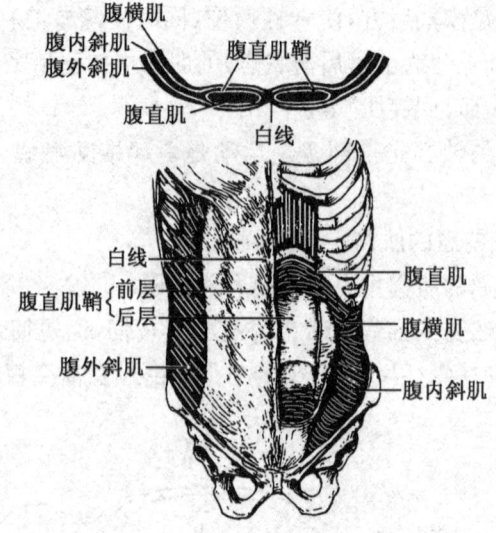

图 25　使脊柱前屈的腹肌

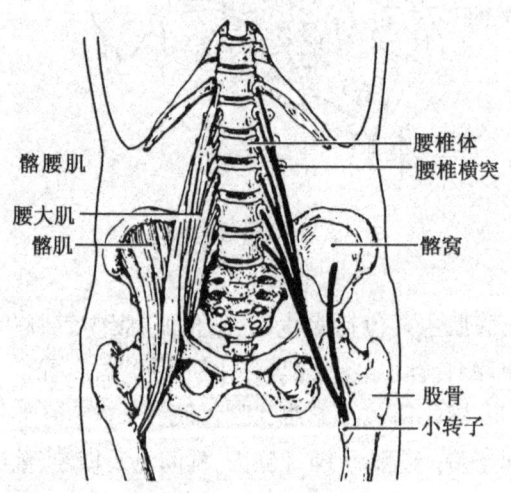

图 26　髂腰肌

2. 使脊柱后伸的肌肉

脊柱后伸的肌肉主要是竖脊肌、棘肌、腰方肌等。

脊柱的后伸受到椎旁韧带（前纵韧带）、棘突间间隙以及使脊柱前屈的肌肉（髂腰肌、腹肌）的制约。

第三讲 腰椎间盘的毗邻关系

(1)竖脊肌:竖脊肌外形虽长,但属于短肌。

按照起止点的不同,竖脊肌可细分为棘肌、最长肌及髂肋肌三部分。它们分别起于骶骨背面、髂嵴、下位椎体棘突及横突、下位肋骨及胸腰肌筋膜等,肌纤维向上,每跨过 3~5 节椎体之后,棘肌止于上位椎体棘突;最长肌止于上位椎体横突及颞骨乳突;髂肋肌止于上位肋骨的肋角。

竖脊肌受脊神经后支分节段支配。

单侧肌纤维全部收缩时,使脊柱向同侧侧屈;双侧肌纤维全部收缩时,使脊柱后伸;双侧肌纤维部分收缩时,可维持脊柱正常姿势。

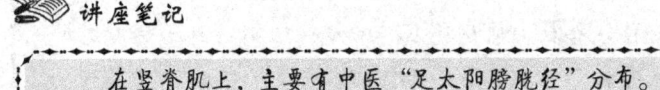
在竖脊肌上,主要有中医"足太阳膀胱经"分布。

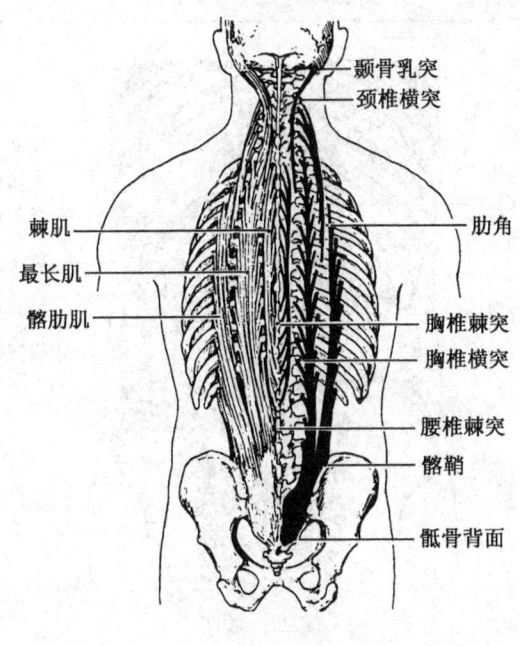

图 27　竖脊肌

(2)横突棘肌:横突棘肌位于竖脊肌之棘肌的深层,又可细分为三层,由浅入深,分别为半棘肌、多裂肌和回旋肌。

①半棘肌:位于棘肌的深面。起于第 2 颈椎至第 12 胸椎横突,肌

纤维向上内方,止于枕部上项线及颈椎、胸椎棘突。

②多裂肌:位于半棘肌深层。起于骶骨背面、所有胸椎、所有腰椎椎体横突及第4~第7颈椎关节突,肌纤维向上内方,止于颈$_2$以下所有椎体棘突。

③回旋肌:位于多裂肌深层。起于下位椎体横突,肌纤维斜向上内方,止于上位椎体棘突。

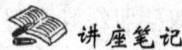 讲座笔记

> 横突棘肌受脊神经后支支配。横突棘肌单侧收缩可使脊柱向同侧侧屈、回旋;双侧同时全部收缩可使脊柱后伸;双侧部分收缩可维持脊柱正常姿势。在横突棘肌上,主要有中医"夹脊穴"分布。

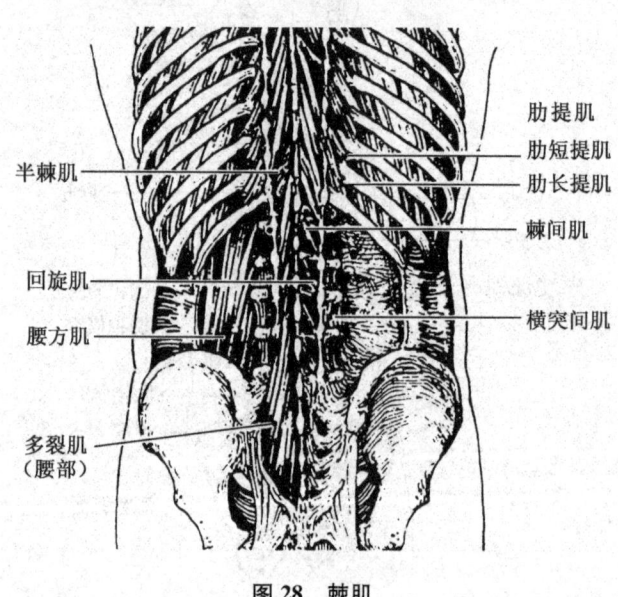

图28 棘肌

(3)腰方肌:位于腹腔后壁,脊柱两侧。

腰方肌起于髂嵴后部,肌纤维斜向内上方,止于第十二肋下缘及腰$_{1\sim4}$横突。

腰方肌受腰丛神经肌支支配。

第三讲 腰椎间盘的毗邻关系

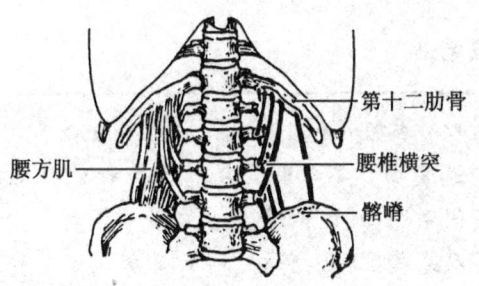

图29 腰方肌

单侧收缩使脊柱向同侧侧弯,同侧旋转。双侧肌纤维全部收缩使脊柱伸直;部分收缩时参与维持脊柱正常姿势。

3. 使脊柱侧屈、旋转的肌肉

使脊柱侧屈的肌肉主要是一侧的竖脊肌、半棘肌、腰方肌、腰大肌、腹直肌、腹外斜肌等的协同作用。

使脊柱旋转的肌肉主要是腹内斜肌、腹外斜肌的协调作用。

(三)椎间盘与椎间孔和脊神经的关系

椎间盘的后外方是椎间孔,椎间孔内有脊神经自椎管内分出。

1. 椎间孔

椎间孔的前壁浅层是后纵韧带,深层是相邻上位椎骨的下部、椎间盘纤维环后部、下位相邻椎骨的上部;上壁是上位椎骨的椎下切迹;下壁是下位椎骨的椎上切迹;后壁是椎间关节(图30)。

因此,椎间孔的纵向高度取决于椎间盘厚度;横向直径取决于椎骨后壁、椎间盘后壁及椎间关节。

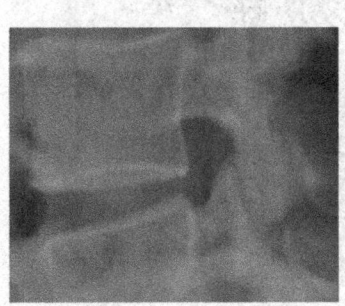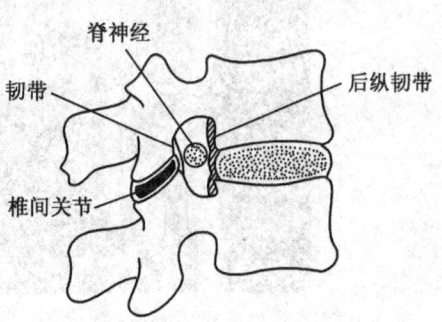

图30 椎间孔与周围结构

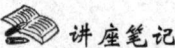

> 讲座笔记
>
> 所以，当相邻椎骨后上下缘骨赘生成时，可以造成椎间孔变小，有可能直接刺激脊神经引起相应症状；椎间关节的骨质增生（俗称"骨刺"）向前占位，可以造成椎间孔变小，可以直接刺激脊神经引发相应症状；椎间盘向后膨出或突出，可以造成椎间孔狭小，也有可能直接刺激脊神经引起临床症状；此外，腰椎滑脱同样可以造成椎间孔固有外形改变，刺激脊神经产生临床症状。椎间盘蜕变变薄，导致椎间隙变窄，除可以造成椎间孔纵径变小外，也造成椎间关节间隙狭小，使椎间关节软骨缺乏关节液滋养而诱发椎间关节骨质增生。

2. 椎间孔与脊神经的关系

椎间孔内有脊神经通过，是脊神经自椎管内向椎管外分出的通路（图31）。

一般来说，椎间孔的内径是脊神经外径的1倍以上，所以神经根在椎间孔处受到轻度挤压（如椎间关节骨质增生、椎间盘侧后方突出）时，

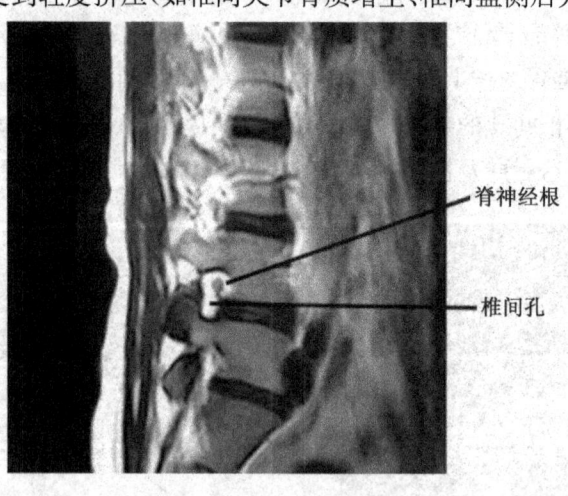

图31 椎间孔与脊神经根

第三讲　腰椎间盘的毗邻关系

可以适度逃逸，不产生临床症状（此时，在特定体位，脊神经根可以受到摩擦，可以产生一过性神经症状，改变体位后症状消失）；只有在压迫较重，神经根无法逃逸时，才肯定具有持续性临床症状。

每一个椎间孔和脊神经之间的相互（距离）关系均不相同。越靠近下方，椎间孔相对越小，而脊神经相对越粗，引发临床症状的可能性也就越大（图32）。

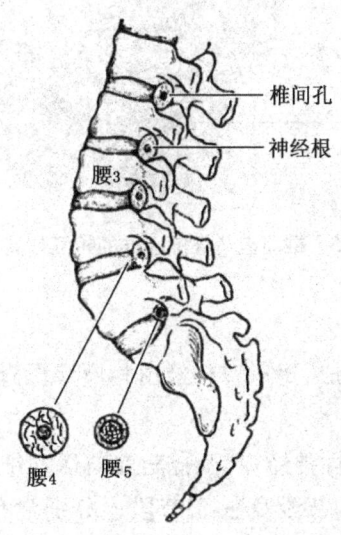

图32　椎间孔与脊神经的相互距离关系

3. 椎间盘与脊神经根的关系

腰、骶神经根从硬膜囊的前外侧分出，在椎管内斜向下外走行，到达相对应的椎间孔出椎管。腰$_3$、腰$_4$、腰$_5$神经根均从本节椎间盘上方分出，紧贴椎弓根进入椎间孔，在椎管内走行过程中与本节椎间盘基本不发生接触。

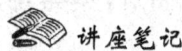

> 因此，椎间盘突出时，主要刺激、压迫本节下位的脊神经。即腰$_4$、腰$_5$椎间盘突出时，几乎不刺激腰$_4$神经根，而主要刺激腰$_5$以下的神经根（图33）。

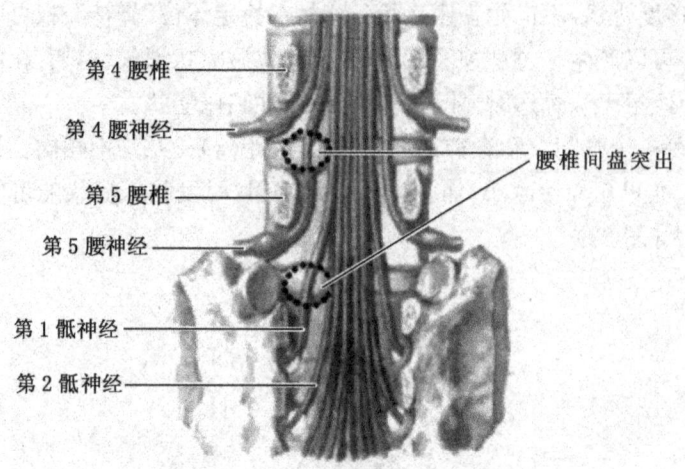

图33 椎间盘与脊神经根的相互位置关系

4. 脊神经

(1)脊神经的组成:每对脊神经由相应节段脊髓前、后根在椎间孔内合并而成。

①前根:为运动性神经,起于脊髓前角运动细胞,除含有躯体运动神经外,在胸$_1$至腰$_3$节段及骶$_{2\sim4}$节段还分别含有交感神经纤维和副交感神经纤维。

躯体运动神经支配骨骼肌运动;内脏神经的传出神经(既交感神经及副交感神经,它们的功能既相互对立、又相互协调)支配心肌、平滑肌、腺体等内脏运动。

②后根:为感觉性神经,起于脊髓后角感觉细胞,除含躯体感觉神经、接受皮肤感觉外,在胸$_1$至腰$_3$节段及骶$_{2\sim4}$节段,还含有内脏感觉神经,传导内脏感觉。

因为每对脊神经均由前、后根汇集而成,所以,每对脊神经都是混合性神经,既有感觉纤维,也有运动纤维(图34)。

(2)神经根与神经干:前、后二根在椎管内汇合形成脊神经,并通过椎间孔到达椎管外,随即又分为几个分支。

①神经根:在前、后二根汇合以后与分支以前(即椎间孔内)的一段,称为"脊神经根"。

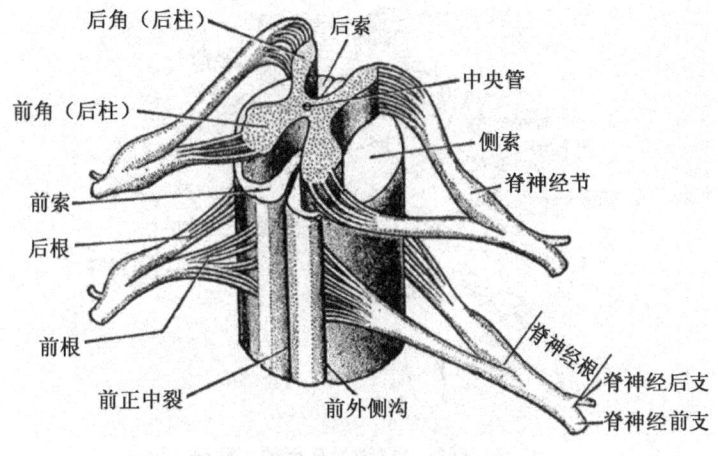

图 34　前后二根及脊神经

②神经干：脊神经出椎间孔分支以后的部分，称"神经干"。腰$_1$以下的脊神经先在椎管内垂直下行，构成"马尾"，到达相应的椎间孔后，再通过椎间孔到达脊柱外（图 35）。

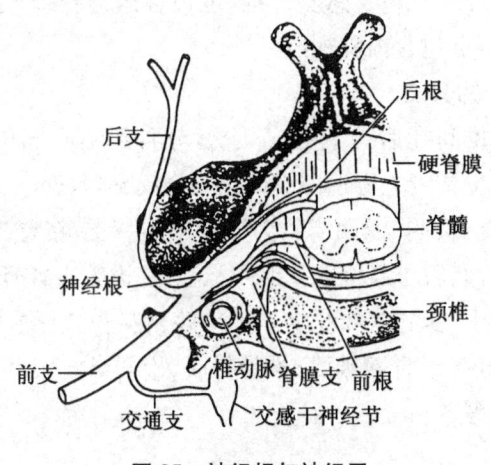

图 35　神经根与神经干

（3）神经干的类型：脊神经干依据构成纤维成分的不同，又可以分为皮支和肌支（图 36）。

①皮支：又称"感觉支"。主要由感觉纤维或完全由感觉纤维构成，

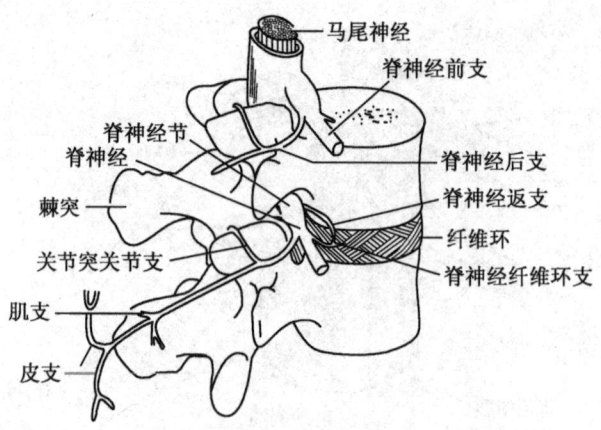

图36 脊神经出椎间孔后的主要分支

主要司理皮肤的感觉,以痛、温、触觉为主。

②肌支:又称"运动支"。以运动纤维为主或完全由运动纤维构成,主要支配肌肉运动。

大部分神经干既包含感觉纤维,也包含运动纤维,是混合性的,既包含躯体神经,也包含内脏神经。

5. 脊神经的分支

脊神经出椎间孔后马上分成几支,分布到不同部位的肌肉、韧带等。脊神经的主要分支有返回支(又叫"脊膜支")、交感支、后支、前支。

(1)脊膜支:又叫"返回支",为极细小的一支,在脊神经分为前、后两支之前发出,然后再经椎间孔返回椎管,在椎管内各脊膜支又分为较大的升支与较小的降支(如纤维环支),并相互吻合形成"脊膜前丛"与"脊膜后丛",分布于脊髓被膜、椎骨骨膜、椎间盘纤维环、后纵韧带、黄韧带及血管壁等。

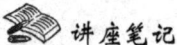

脊膜支除含有来自脊神经的感觉纤维外,并有细支与最邻近的交感神经相连(详见交感支)。所以,当脊神经根受到刺激时,脊膜支作为其中的一个

第三讲 腰椎间盘的毗邻关系

> 分支,肯定会有反应。这也正是神经根型椎间盘突出症出现腰痛的原因之一(患者感觉腰痛的位置很深,难以触压到)。

(2)交感支:交感支为连接脊神经与交感干之间的细支,其中来自于脊神经到达交感干的叫白交通支;起于交感干止于脊神经的叫灰交通支。它们把内脏神经(腰段是交感神经;骶段是副交感神经)与脊神经联系在一起。交感支主要分布于胸$_1$至腰$_3$及骶$_{2\sim4}$节段。

自脊髓$L_1\sim L_3$侧角发出的节前纤维经相应的脊神经、白交通支到达腰交感干神经节,穿越此节组成腰内脏神经,并加入腹主动脉丛,由此丛分出肠系膜下丛,一部分纤维在肠系膜下神经节交换神经元,发出节后纤维分布到降结肠和直肠上部;另一部分向下延伸参与组成腹下丛,分布到肝、胆、脾、胰、肾及结肠左曲以上消化道,司理平滑肌的运动及腺体分泌。

由骶$_{2\sim4}$副交感神经核发出的骶部副交感神经节前纤维,随骶神经前根、前支出骶前孔入盆腔,参与组成"盆内脏神经",分布到降结肠、乙状结肠及盆腔脏器,在这些脏器内或器官旁交换神经元后,发出节后纤维,支配这些器官的平滑肌及腺体。

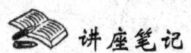 讲座笔记

> 所以,当椎间盘突出,脊神经根受到刺激时,交感神经和副交感神经的功能亦会受到影响。上腰段椎间盘突出时,可以伴有腹腔脏器的功能失调;下腰段椎间盘突出时,可以伴有盆腔脏器功能失调。

(3)后支:自椎间孔分出后,绕过同节椎体横突上缘,到达脊柱的后、外侧,分出许多小支(如关节支),呈节段性的分布于腰、骶、臀部的皮肤及脊柱两侧深层的肌肉(主要是竖脊肌、横突棘肌、横突间肌等)与韧带(棘上韧带、棘间韧带、短韧带等)。

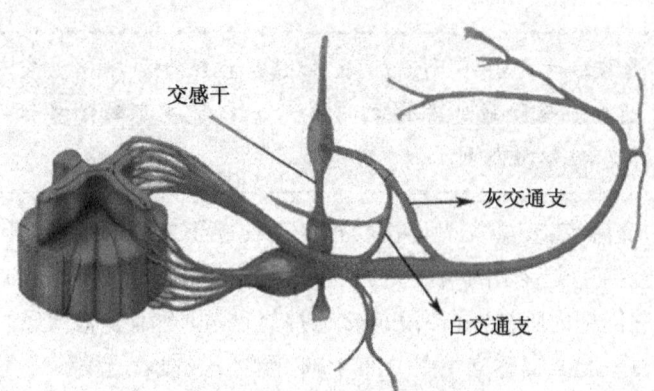

图37 交感干及白交通支、灰交通支

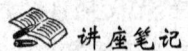 讲座笔记

> 因此，当脊神经受到根性刺激与压迫后，脊神经后支支配区域内肯定出现相应症状。这也正是神经根型椎间盘突出症出现腰痛的原因之二（患者感觉疼痛位置相对较浅，可以触压到）。

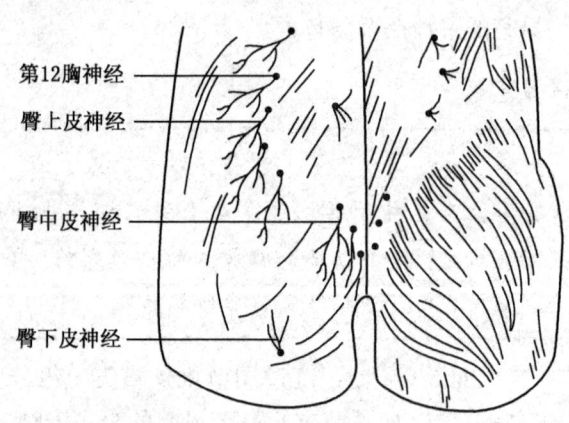

图38 腰部脊神经主要后支

①臀上皮神经：臀上皮神经是感觉支（皮支），为第1～第3腰神经后支的外侧支。它们在髂嵴上方竖脊肌与腰方肌之间的三角形间隙中

第三讲 腰椎间盘的毗邻关系

穿至皮下,分布在臀上部的皮肤。

臀上皮神经受到刺激时(主要来源于竖脊肌、腰方肌急性损伤后紧张、痉挛引发的肌性卡压或劳损后肌束肥厚、僵硬引发的肌性卡压;也可以来自于上腰段椎间盘突出,较少见),此区域出现感觉障碍(疼痛、麻木等),即临床常见之"臀上皮神经炎"。

②臀中皮神经:臀中皮神经是感觉支,为第1～第3骶神经后支的外侧支(起始部位于骶管内)。穿过臀大肌起始部到达皮下,分布于臀中部的皮肤(骶髂关节缝及八髎穴周围)。

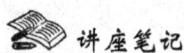

> 腰椎间盘侧后方突出时刺激不到臀中皮神经,不可能出现临床症状,因为其起始部位于骶管内。一旦有临床症状出现,提示椎管内压迫即椎管狭窄存在。

③臀下皮神经:主要由骶$_3$神经以下的神经后支组成,分布在坐骨结节周围的皮肤,一旦出现临床症状,提示椎管狭窄存在(椎间盘侧后方突出时不可能刺激到它,只有正后方突出、引发椎管狭窄时,才有可能刺激其出现症状。)

(4)前支:前支的特点,是几支脊神经的前支先组成"神经丛",然后再从神经丛发出分支,分布到相应的肌肉与皮肤。其神经丛主要是腰丛和骶丛(图39)。

①腰丛(T_{12}、$L_{1\sim4}$):腰丛由第12胸神经前支的小部分、第1至第3腰神经前支全部及第4腰神经前支的小部分构成。位于腰大肌深面,首先发出细小分支支配髂腰肌、腰方肌。

髂腰肌位于脊柱前方,腹腔深层(详见前面"腰大肌"部分),它与脊神经前支为邻(即脊神经前支与腰大肌伴行)。

腰大肌受到刺激后紧张、痉挛,肌腹变粗,可以刺激、牵张脊神经前支,引发"干性神经痛"。

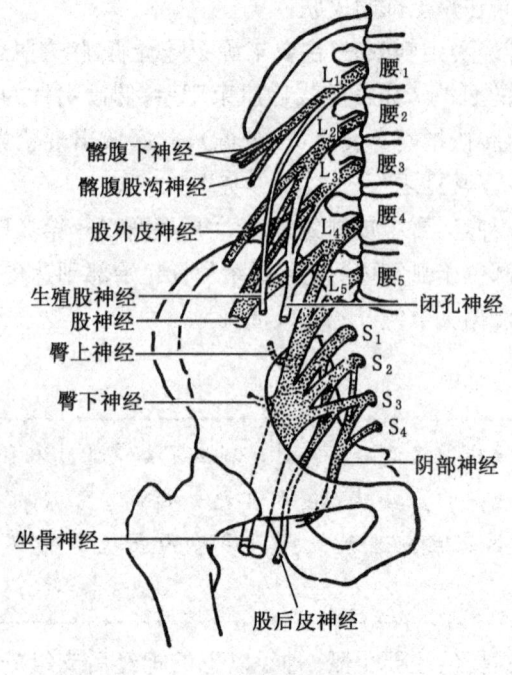

图 39 腰丛与骶丛

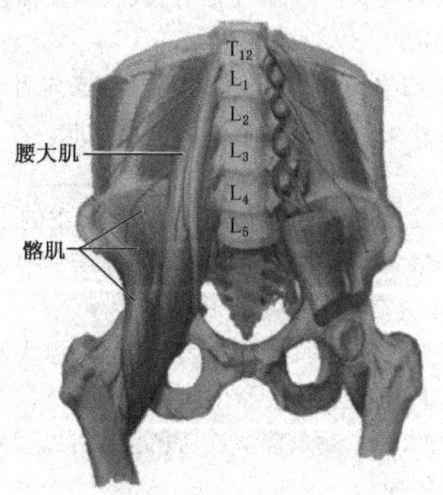

图 40 髂腰肌及腰丛神经

第三讲　腰椎间盘的毗邻关系

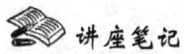

> 上腰段椎间盘突出后，腰丛神经根受到刺激，首先波及腰大肌（因为其受腰丛支配），引起其疼痛、痉挛。而痉挛粗大的腰大肌，又可以反过来刺激神经干，引发"干性神经痛"，加剧原有的"根性神经痛"程度，使症状"雪上加霜"。此时，在患者仰卧位腹肌放松的情况下，可以触摸到紧张、痉挛的腰大肌肌腹。适度的持续按压刺激，可以解除其紧张、痉挛。

其他原因引发的髂腰肌紧张、痉挛（如急性腰扭伤或子宫肌瘤等盆腔病变），也可以刺激腰丛神经，引发类似症状。

腰丛几条较大的主要神经干包括：

A. 髂腹下神经（T_{12}、L_1）

髂腹下神经自腰大肌外缘穿出，在腰方肌前面行向下外，经腹内斜肌和腹横肌之间进入腹前壁，在腹股沟管浅环上方穿腹外斜肌腱膜至皮下。其中，皮支分布腹股沟区及下腹部皮肤；肌支支配下腹部肌肉。

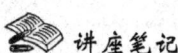

> 上腰段（T_{11}、T_{12}；$T_{12}L_1$）椎间盘突出刺激该神经时，可出现腹壁皮肤感觉障碍，腹肌力量下降（临床相对少见）。T_{12} 或 L_1 发生椎骨压缩骨折时，该神经刺激症状常见。

B. 髂腹股沟神经（L_1）

髂腹股沟神经在髂腹下神经下方，与其平行，进入腹股沟管，伴精索或子宫圆韧带出腹股沟浅环。肌支支配下腹壁肌；皮支分布于腹股沟区、阴囊或大阴唇皮肤。

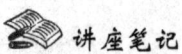 讲座笔记

> 上腰段（$T_{12}L_1$）椎间盘突出刺激该神经时，可出现相应神经支配区皮肤感觉障碍，腹肌力量下降（临床相对少见）。

C. 生殖股神经（L_1、L_2）

生殖股神经自腰大肌前面穿出，并在腰大肌前面下降。发出肌支支配提睾肌；发出皮支分布到阴囊（大阴唇）、股部及附近皮肤。

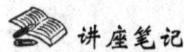 讲座笔记

> 上腰段（$T_{12}L_1$；L_1、L_2）椎间盘突出时，可以刺激该神经，出现会阴部皮肤感觉障碍（临床相对少见）。

D. 股外皮神经（L_2、L_3）

股外皮神经自腰大肌外缘发出，斜向越过髂肌表面，到达髂前上嵴内侧，经腹股沟韧带深面到达大腿外侧皮肤。

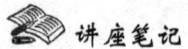 讲座笔记

> 该神经受到刺激时，大腿外侧皮肤感觉障碍（有蚁行感）；髂胫束僵硬、酸胀、疼痛不舒且多数伴有沉重感、寒凉感；局部触诊可以触摸到大小不一、软硬不同的筋结（多位于中医"风市"穴至"阳陵泉"穴之间）；患者平时喜欢揉按或叩击之以求疼痛缓解。临床常称之为"髂胫束劳损"。

上腰段（L_1、L_2；L_2、L_3）椎间盘突出、腰肌劳损及髂胫束劳损是刺激该神经的常见病因。

E. 闭孔神经（$L_2 \sim L_4$）

闭孔神经自腰大肌内侧发出，沿小骨盆侧壁前行，穿闭孔到达大腿内侧。发出肌支支配大腿内收肌群的长收肌、短收肌、大收肌、股薄肌；

第三讲 腰椎间盘的毗邻关系

皮支分布到大腿内侧皮肤。

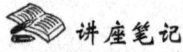

> 该神经受到刺激、压迫时,出现大腿内侧皮肤感觉障碍或疼痛,可以伴有大腿内侧上述肌肉无力、萎缩(下肢内收及直腿抬高无力)。

临床常见。腰肌劳损后形成的筋结及上腰段(L_1、L_2;L_2、L_3;L_3、L_4)椎间盘突出是刺激该神经的常见病因。

F. 股神经($L_2\sim L_4$)

在腰大肌与髂肌之间下行,经腹股沟韧带深面、股动脉外侧到达大腿前面股三角,然后分成两支。肌支支配大腿前面的股四头肌、缝匠肌及大腿内收肌群的耻骨肌;皮支分布于大腿和膝关节前面的皮肤。股神经皮支在膝关节下方延伸至小腿内侧面及足内侧缘,改称"隐神经"。司理循行区域的皮肤感觉。

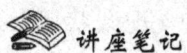

> 该神经受到刺激、压迫时,出现大腿前侧皮肤及小腿前内侧隐神经支配区皮肤感觉障碍或疼痛,可以伴有股四头肌无力、萎缩(表现为伸膝无力),临床较常见。腰肌劳损后形成的筋结及上腰段(L_1、L_2;L_2、L_3;L_3、L_4)椎间盘突出是刺激该神经的常见病因。

由于腰椎的功能活动以下腰段(L_4、L_5;L_5S_1)为主,所以上腰段椎间盘突出发病几率低,也正因此,误诊几率高。

上腰段椎间盘突出时,以 L_2、L_3 及 L_3、L_4 发生几率高(包含 $L_{2\sim4}$ 脊神经根),常影响腰丛(可以波及骶丛,因为 L_4 神经根的一部分参与组成骶丛)。

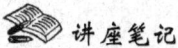

> 腰丛受到刺激时，临床上以闭孔神经、股神经症状最常见，患者常主诉大腿内侧、前侧皮肤感觉麻木或疼痛；大腿前面肌肉瘘软无力，甚至出现萎缩，走路时抬腿没力，上下台阶时尤为明显；仰卧位时足尖向外倾斜（下肢外旋），直腿抬高时疼痛、乏力，甚至不能完成；其次是股外皮神经症状常见（伴髂胫束劳损）；极少出现髂腹下神经、髂腹股沟神经症状。腰丛的神经症状既可因上腰段椎间盘突出刺激神经根引起，也可因腰部肌肉劳损刺激神经干引起，临床上应详加鉴别。

②骶丛（L_4、L_5、$S_1 \sim S_5$、Co）：骶丛由第4腰神经前支大部分、第5腰神经前支全部、所有骶神经前支及尾神经前支组成。骶丛位于盆腔内，在骶骨及梨状肌前面。首先发出细小分支支配梨状肌及盆腔肌肉。

梨状肌：起于第2～第5骶椎前侧面，肌纤维斜向后下方，穿过坐骨大孔，经由髋关节后方，止于股骨大转子尖。受骶丛分支（$S_1 \sim S_2$）支配。近固定时主要使大腿外旋；远固定时一侧收缩使骨盆转向对侧；两侧同时收缩使骨盆后倾；静立状态下维持髋关节稳定（图41）。

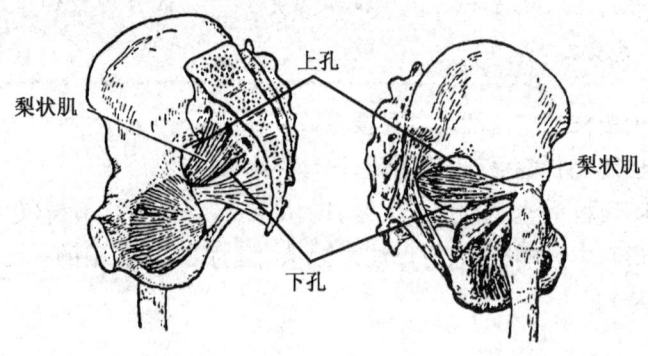

图41 梨状肌

第三讲　腰椎间盘的毗邻关系

📖 讲座笔记

> 梨状肌在下肢外展外旋位或由下蹲位转为直立位时，受力较大，最易引起损伤，即临床常见之"梨状肌损伤"。

"梨状肌上孔"与"梨状肌下孔"：梨状肌自骨盆内向臀后侧走行时，穿过坐骨大孔，将坐骨大孔分为上、下两部分，分别称为"梨状肌上孔"与"梨状肌下孔"。在梨状肌上孔内，有臀上神经通过。在梨状肌下孔内，有坐骨神经、臀下神经、阴部神经、股后皮神经通过（其中以坐骨神经最为粗大）。所以，当梨状肌急性损伤或下腰段椎间盘突出引发梨状肌肿胀、痉挛时，有可能刺激、挤压这些相邻神经而引起"干性神经放射痛"（图42）。

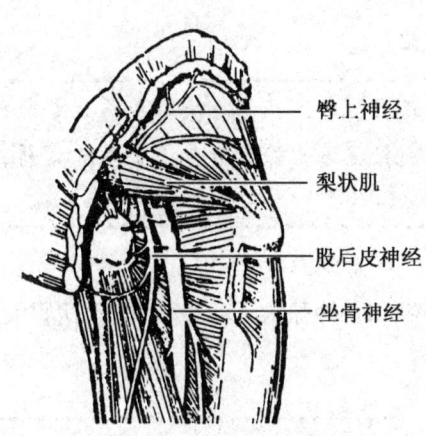

图42　梨状肌与周围神经

梨状肌与坐骨神经交汇点寻找方法：从髂后上嵴至骶骨裂孔做一直线，从此直线的中心点，再向股骨大转子尖引一直线，这条直线的中心点（附近），即为梨状肌下缘与坐骨神经交汇处（环中穴），此点向上1～2cm处，为梨状肌肌腹，常作为梨状肌局部封闭注射点。

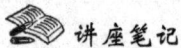 讲座笔记

> 下腰段（L_5S_1）椎间盘突出时，经常会出现梨状肌的紧张、痉挛，而梨状肌的紧张、痉挛，又可以反过来刺激、压迫相邻神经，引起"干性神经痛"，从而加剧"根性神经痛"症状，形成恶性循环。因此，在治疗下腰段椎间盘突出时，应及时解除梨状肌的紧张、痉挛，消除"干性痛"。

骶丛几支相对粗大的神经干包括：

A. 臀上神经（L_4，L_5，S_1）

臀上神经伴臀上动、静脉，经梨状肌上孔出盆腔，行于臀小肌、臀中肌之间。支配臀中肌、臀小肌、阔筋膜张肌。

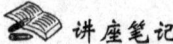 讲座笔记

> 下腰段（L_4、L_5，L_5S_1）椎间盘侧后方突出刺激臀上神经时，表现为大腿不能外展，内旋力弱，大腿出现外旋位。

B. 臀下神经（L_5、S_1、S_2）

臀下神经伴臀下动、静脉出梨状肌下孔，到达臀大肌，支配臀大肌。

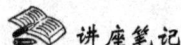 讲座笔记

> 臀下神经受到刺激、压迫时，臀大肌可以出现萎缩，下肢后伸无力。

C. 阴部神经（$S_2 \sim S_4$）

阴部神经伴阴部内动、静脉出梨状肌下孔，到达坐骨直肠窝。分支分布于会阴部及外生殖器的肌肉、皮肤。其主要分支有：

肛神经：分布在肛门外括约肌及肛门部皮肤。

会阴神经：分布在会阴部所有肌肉以及阴囊或大阴唇的皮肤。

阴茎背神经（阴蒂背神经）：走行在阴茎的背侧，分布于阴茎的皮

第三讲 腰椎间盘的毗邻关系

肤。女性为"阴蒂背神经",分布在阴蒂周围皮肤。

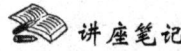

> 下腰段(L_4、L_5,L_5S_1)椎间盘侧后方突出时,不可能刺激阴部神经,不会出现会阴部感觉障碍。一旦临床见有会阴部症状,则提示有椎间盘正后方突出、椎管狭窄存在。

D. 股后皮神经($S_1 \sim S_3$)

股后皮神经出梨状肌下孔,主要分布在大腿后面及腘窝部皮肤。

下腰段(L_4、L_5,L_5S_1)椎间盘侧后方突出不可能刺激股后皮神经,因此临床上大腿后面及腘窝部皮肤感觉障碍少见,一旦出现症状,提示椎管狭窄存在。

E. 坐骨神经(L_4、L_5,$S_1 \sim S_3$)

坐骨神经是全身最粗大的神经,位于臀大肌深层,经过梨状肌下孔出盆腔(所以,梨状肌的紧张、痉挛,可以刺激、压迫坐骨神经,引发干性坐骨神经痛)。再经过坐骨结节与股骨大转子之间到达大腿后面,在股二头肌深面下行,发出细小肌支支配腘绳肌。

腘绳肌包括股二头肌、半膜肌和半腱肌,主要功能是屈膝、伸髋。所以,下腰段(L_4、L_5,L_5S_1)椎间盘侧后方突出或椎管狭窄刺激坐骨神经时,可以出现大腿后侧肌肉疼痛(主要表现在中医"足太阳膀胱经",且以"承扶"、"殷门"、"委中"穴为主),可以触摸到"筋结"(或局部肥厚)。急性期因肌肉紧张表现为喜欢屈膝体位,直腿抬高受阻;病久因为神经功能下降出现肌力下降、肌肉萎缩,表现为伸髋无力(不愿站立,否则疼痛加剧)。

坐骨神经在腘窝处,分为"胫神经"及"腓神经":

胫神经(L_4、L_5,$S_1 \sim S_3$):胫神经是坐骨神经的直接延伸,在小腿后方肌肉中下行,过内踝后方至足底,分为"足底内侧神经"和"足底外侧神经"。发出肌支支配小腿后方肌肉及足底肌,发出皮支分布于小腿后方及足底皮肤。小腿后方及足底的肌肉主要是腓肠肌、比目鱼肌、胫骨后肌及足底肌等,主要功能是屈踝、屈膝、屈趾。

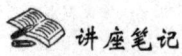 讲座笔记

> 胫神经受到刺激时,急性期因肌肉紧张,导致伸踝受阻;病久出现肌张力下降、肌力下降、肌肉萎缩。胫神经功能障碍时,在小腿后方中医"足太阳膀胱经"上出现疼痛,且以"承筋"、"承山"、"昆仑"、"申脉"、"京门"等穴为主,可触及"筋结"(或局部肥厚),压痛明显。

腓总神经(L_4、L_5、S_1、S_2):腓总神经在腘窝处自坐骨神经分出后,穿过胫骨与腓骨缝隙上端到达小腿前面,马上分成"腓浅神经"及"腓深神经"。

腓深神经:在小腿前面伸肌之间下行,发出肌支支配小腿伸肌及足背肌,发出皮支分布在第1、第2趾背面皮肤。小腿伸肌主要包括胫骨前肌、踇长伸肌、趾长伸肌等,主要功能是伸踝及使足趾背伸。

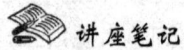 讲座笔记

> 腓深神经功能障碍时,急性期上述肌肉出现疼痛,压痛点多位于中医"足阳明胃经",及"足太阳膀胱经",腧穴以"足三里"、"条口"、"解溪"、"跗阳""昆仑"等明显;慢性期伸踝无力,出现"足下垂"。

腓浅神经:在小腿外侧下行,发出肌支支配腓骨长、短肌,发出皮支分布于小腿外侧面、足背、第2至第5趾背面皮肤。腓骨长肌、腓骨短肌主要作用是防止"足内翻"。在其循行线上有中医"足少阳胆经"分布,重点腧穴有"阳陵泉"、"悬钟"、"丘墟"等。

第三讲 腰椎间盘的毗邻关系

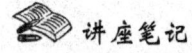

> 腓浅神经功能障碍时，小腿外侧面、足背、第2至第5趾背面皮肤感觉障碍或疼痛明显，压痛点多位于上述腧穴。病久肌肉萎缩、肌力下降，出现"足内翻"。

由于坐骨神经及其分支分布线路较长，（腓）神经位置表浅，感觉灵敏，所以小腿神经症状在临床上出现早但消失最慢。

坐骨神经受到刺激、压迫较重时，其典型症状表现为：腰痛，并且沿坐骨神经及其分支走行放射至足部（沿途"足太阳膀胱经"、"足阳明胃经"、"足少阳胆经"及其主要腧穴有明显疼痛、压痛）。在咳嗽、打喷嚏、解大便等能够引起腹压升高的情况下，症状可以被诱发或加重（常常事先选择好姿势或以手按压痛处）；患者惧怕（或不能）正常行、站、坐（坐位时比站立时痛剧）；卧床时疼痛症状相对较轻，有明显强迫体位（喜侧卧，伤肢在上，屈膝屈髋，此体位时腰大肌、梨状肌处于相对松弛状态，对神经干的刺激相对较小或没有。必须仰卧位时，患者喜欢在腰下及膝关节后方用软物适当支撑，以求疼痛轻微）。在临床上，由于椎间盘突出的位置不同，刺激、压迫的神经根不同，而不同节段的脊神经参与组成的神经丛不同，所以，临床上椎间盘突出症引起的神经放射痛出现部位也各不相同。

L_1～L_4 脊神经前支主要参与组成腰丛，所以 L_1、L_2、L_2、L_3，及 L_3、L_4 椎间盘突出时，主要出现腰丛症状；L_4 以下脊神经主要参与组成骶丛，所以 L_4、L_5，L_5S_1 椎间盘突出时，主要出现骶丛症状。

由于腰椎的功能活动主要由下腰段完成，所以临床上以 L_4、L_5，L_5、S_1 椎间盘突出几率最多，骶丛神经（尤其是坐骨神经）放射痛出现最常见。但这并不意味着 L_1、L_2、L_2、L_3，及 L_3、L_4 不存在椎间盘突出症，只是出现几率相对较小而已，这也正是临床上容易出现漏诊的原因之一。

在临床上，能够刺激、压迫、影响坐骨神经功能的病因很多，如急性腰扭伤、梨状肌损伤、盆腔内病变等，腰椎间盘突出症只是病因之一。

第四讲　椎间盘与椎管

1. 椎管

所有椎骨的椎孔在韧带的连结之下，形成一个纵向的管腔，叫"椎管"。椎管可以分为骨性椎管和软组织椎管两部分（图43）。

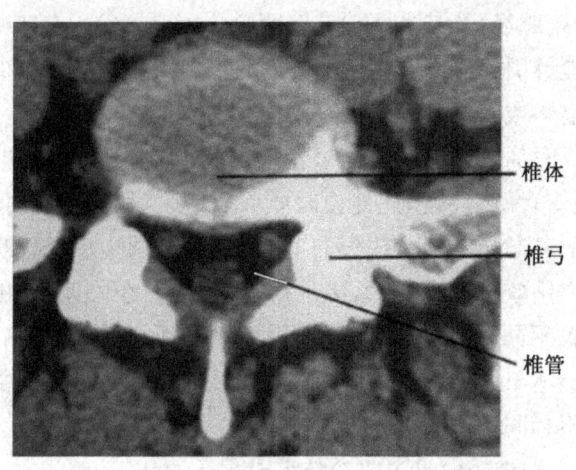

图43　椎管（椎体后壁、后纵韧带、黄韧带、椎弓）

（1）骨性椎管：骨性椎管是由椎骨椎体的后壁和两侧椎弓组成的骨性管腔。如果椎骨椎体后壁骨折，骨片突入椎管或椎骨后壁增生变厚突入椎管，可以引起骨性椎管狭窄。

（2）软组织椎管：软组织椎管由附着于椎骨椎体后壁的后纵韧带和附着于椎弓内壁的黄韧带组成。如果后纵韧带或黄韧带肥厚突入椎管或出现皱褶突入椎管，可以引发软组织椎管狭窄。

第四讲 椎间盘与椎管

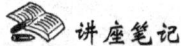

> 从椎管矢状面观察,椎管前壁主要是由椎体后壁、椎间盘纤维环后壁、后纵韧带组成;椎管侧壁主要由黄韧带、椎弓组成;后壁主要由黄韧带结合部、棘突底部、棘间肌肉、棘间韧带等组成。以上任何组织出现增厚,都有可能突入椎管,引起椎管内径狭窄并引发椎管狭窄症。

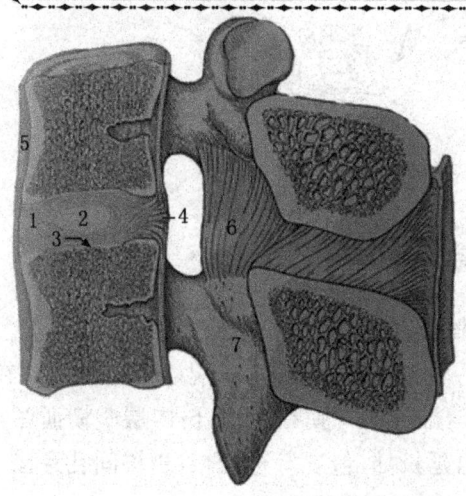

1. 纤维环
2. 髓核
3. 透明软骨板(终板)
4. 后纵韧带
5. 前纵韧带
6. 黄韧带
7. 椎弓

图44 椎管矢状位

椎孔在不同节段的椎骨形状不完全相同,腰$_1$、腰$_2$多呈卵圆形,腰$_3$、腰$_4$多呈三角形,腰$_5$多三叶形。但这并不是绝对的,有人的椎孔自上而下都是卵圆形(图45)。

在X线片上,腰椎椎管的正中矢径(即前后径,自椎体后缘中点至棘突底部)平均17mm(14~20mm),正常最低值为13~15mm,男女差异不大。横径(两侧椎弓根内面连线)平均24mm(19~29mm),正常最低值18~20mm,男性大于女性1.12mm,一般认为,如果横径小于18mm,矢径小于13mm,可以确定为(解剖学)椎管狭窄。

2. 椎管内组织

椎管内容纳脊神经根、脊髓及马尾神经等。脊神经根及脊髓(马尾

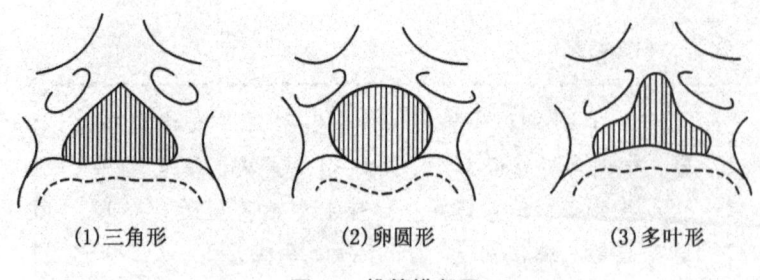

(1)三角形　　　(2)卵圆形　　　(3)多叶形

图45　椎管横断面

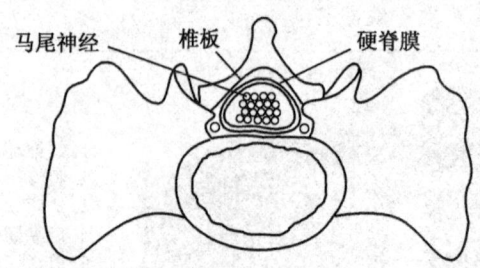

图46　椎管与硬膜囊、马尾神经

神经)被硬脊膜、蛛网膜、软脊膜等包裹(图46)。

(1)硬脊膜:硬脊膜上端与硬脑膜延续,下端(多数人)抵止在第2骶椎。分内外二层,外层与椎管的骨膜相互融合;内层坚韧而厚,包裹蛛网膜、软脊膜(并且发出延长部,包裹脊神经根,由椎间孔穿出)。在许多著作及图示上,硬脊膜即指硬脊膜内层。

(2)蛛网膜:蛛网膜薄而柔软,无血管,呈蛛网状,可透视其内容物。包裹着脊髓及马尾神经。

(3)软脊膜:软脊膜柔软而富有血管,紧贴在脊髓及神经根表面,并为其提供营养。软脊膜借助"齿状韧带"与硬脊膜相连,齿状韧带由具有弹性的胶原纤维构成,它对脊髓起悬系作用,并且不影响脊髓随脊柱的屈伸运动(图47)。

脊髓借助齿状韧带的悬系,漂浮在脑脊液中;同时在硬膜外腔,存在有大量脂肪,可以起到弹簧垫作用,从而使脊髓不受震荡的影响。

从横断面观察,自外向内,椎管内组织主要包括硬脊膜外层、硬膜外腔、硬脊膜内层(硬膜囊)、硬膜下腔、蛛网膜、蛛网膜下腔、软脊膜、脊髓(图48)。

第四讲 椎间盘与椎管

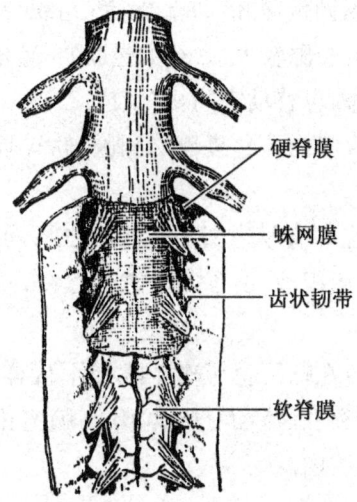

图 47　硬脊膜、蛛网膜、软脊膜

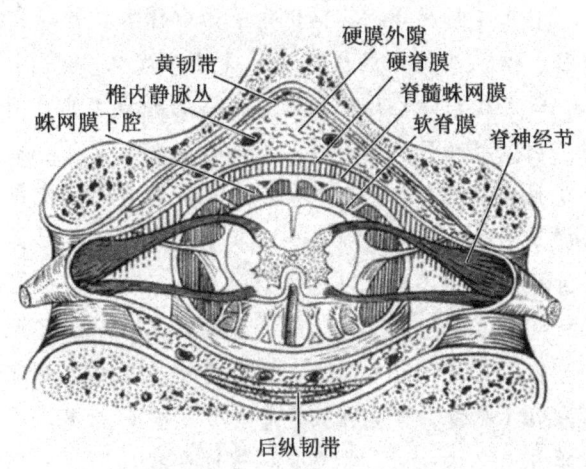

图 48　椎管内组织

（4）硬脊膜外腔：在硬脊膜内外两层之间的间隙，叫"硬脊膜外腔"（亦称"硬膜外腔"或"硬脊膜外间隙"）。间隙内主要为疏松结缔组织、脂肪和静脉丛。腔内的结缔组织将硬脊膜外层固定在椎管壁上，并支撑腔内全部组织。

硬膜外腔（硬脊膜外腔）被脊神经根分为前、后两部分。在前部，硬脊膜紧贴椎骨和后纵韧带,并借助疏松结缔组织与后纵韧带相连,可移动范围很小;在后部,腔隙较大,含有大量脂肪、疏松结缔组织、小动脉、小静脉及脊神经根等,可移动空间相对较大。

(5)硬膜囊:硬脊膜内层包裹着蛛网膜、软脊膜、脊髓,形成囊性管状结构,称"硬膜囊"。

(6)硬膜下腔:在硬脊膜内层与蛛网膜之间,也有一个间隙,称"硬膜下腔"。腔隙内有组织液,由于此间隙的存在,硬脊膜与蛛网膜均可以自由活动。

(7)蛛网膜下腔:在蛛网膜与软脊膜之间,同样存在一个间隙,称为"蛛网膜下腔",腔内存在、流动有脑脊液,与脑室相通。临床腰穿抽取脑脊液,即进针于此腔内。

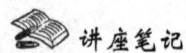讲座笔记

> 在正常情况下,软组织椎管的内径大于硬膜囊的外径,硬膜外腔由脂肪填充,具有一定的空间。所以,轻度解剖学的椎管狭窄(只占据硬膜外腔)时,在不刺激脊神经及马尾神经或者脊髓的情况下,不会产生临床症状;即使在狭窄较大、硬膜囊轻度受压的情况下,由于硬膜下腔及蛛网膜下腔有液态物存在,并且硬膜囊及脊神经具有逃逸性,也不一定出现症状(此时,在特定体位下,可以出现临床症状;稍加改变体位,症状就可能消失);只有在椎管极度狭窄,内容物(脊髓、马尾神经、脊神经)受到刺激、压迫较重且无法逃逸时,才肯定会出现症状。

3. 脊髓与马尾神经

前面谈到,硬膜囊包裹着脊髓及马尾神经等。由于在发育过程中脊髓的长度仅及腰$_1$椎骨下缘水平,所以自腰$_1$椎骨以下,腰、骶、尾神经自脊髓发出后,均需要首先(围绕终丝)垂直下行,才能到达所对应的椎间孔出椎管,此段神经成为(组成)"马尾神经"(图49)。

因此,自腰$_2$(有些人是腰$_1$)椎骨水平以上,硬膜囊包裹着脊髓;自

第四讲 椎间盘与椎管

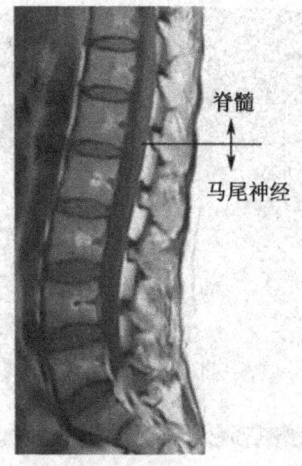

图49 脊髓仅达 L_1 水平,以下为马尾神经

腰$_2$椎骨水平以下,硬膜囊实际包裹着的是马尾神经。

脊髓的横径、矢径在不同的椎骨节段各不相同,脊髓在颈段及腰段分别有两个膨大,分称"颈膨大"、"腰膨大",是脊髓最粗大的部分。脊髓在第 6 颈髓节段横径为 13～14mm,矢径为 7mm;胸髓节段为横径 10mm,矢径为 8mm;第 2 腰髓节段横径为 12mm,矢径为 8.5mm(图 50～图 53)。

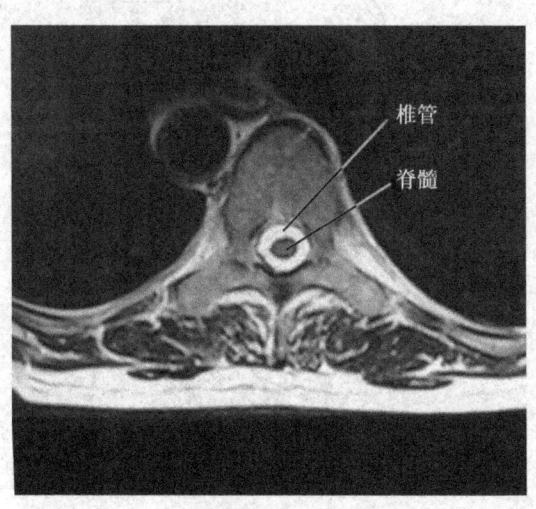

图50 胸段椎管内径与硬膜囊(脊髓)

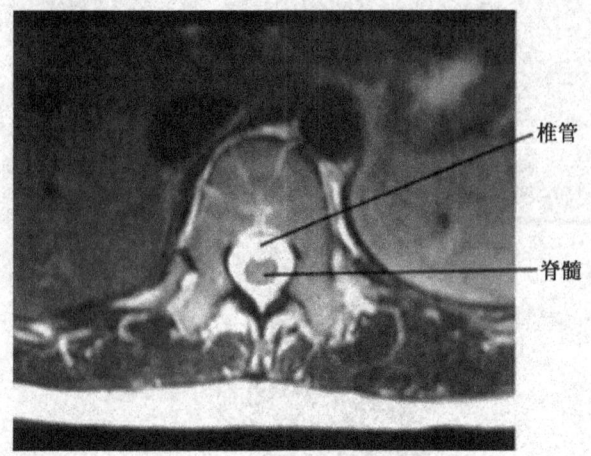

图51 腰₁椎骨节段正常椎管内径与脊髓(圆锥)

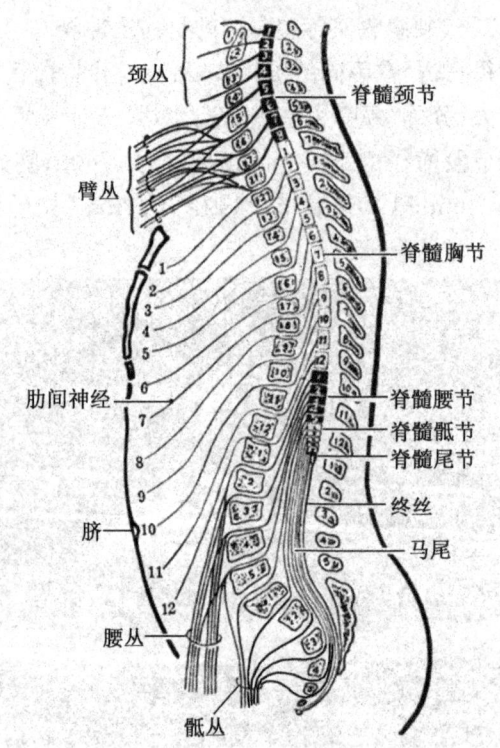

图52 脊髓、马尾神经与椎骨的相对位置

第四讲 椎间盘与椎管

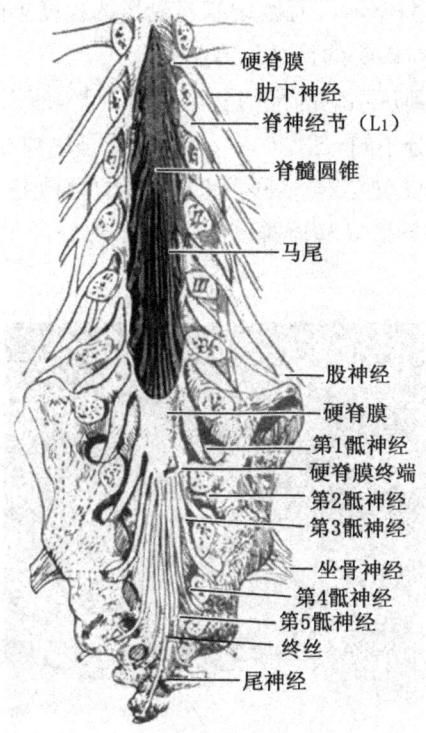

图53 脊神经、马尾神经

因此可以得出,椎管内径远远大于脊髓外径,两者之间有一定的间隙存在。轻度的椎管狭窄,不一定刺激、压迫脊髓产生症状。

马尾神经浸润在脑脊液中,本身并不牵张绷紧而是相对松弛,可以随着脊柱的前屈后伸活动上下轻度位移(3～5mm。前屈时上移,后仰时下移)而不受牵张。因此,在硬膜囊受到轻度压迫(如椎间盘突出)时,由于脑脊液的流动和马尾神经的逃逸,可以没有临床症状(此时,在特定体位,可以产生一过性神经症状,改变体位后症状消失);只有在压迫较重,马尾神经无法逃逸且与之产生摩擦时,才肯定具有相应临床症状。

马尾神经由腰$_2$以下所有腰、骶、尾神经的垂直下垂部分组成,发出较早的(上位)脊神经靠外,发出较晚的(下位)脊神经靠内。在腰$_2$水平,以终丝为中心,自外向内,脊神经的排列顺序依次是腰神经1～

5、骶神经 1~5、尾神经。因此，硬膜囊受压的程度不同，影响的脊神经也不同，压迫越重，影响的神经相对越多。

因为脊神经到达相应的椎间孔后离开椎管，所以不同椎骨水平的马尾神经构成成分不同，越是向下，参予组成马尾神经的神经越少。例如，在腰$_2$水平，马尾神经包括腰$_2$以下所有的腰神经、骶神经、尾神经；而在腰$_5$水平，参予组成马尾神经的只有骶神经和尾神经（图54～图58）。

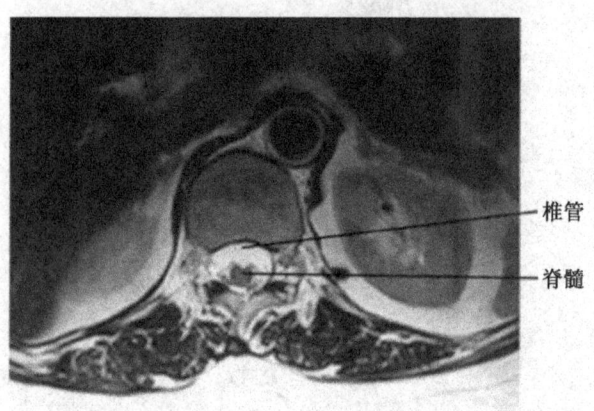

图54 T$_{12}$L$_1$ 节段正常椎管、脊神经根、脊髓末梢

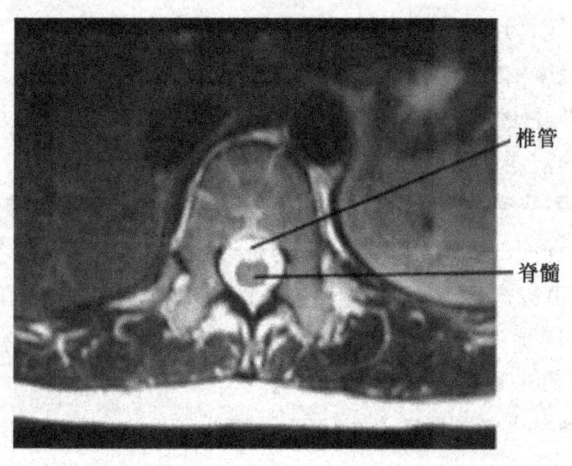

图55 L$_1$、L$_2$ 正常椎管、脊神经根、马尾神经（神经纤维数目多）

第四讲　椎间盘与椎管

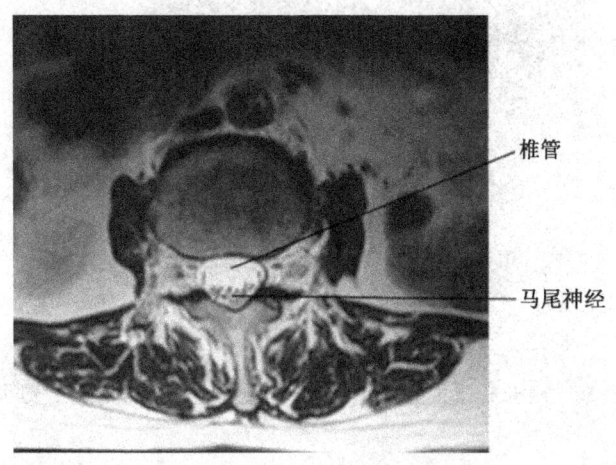

图 56　L_2、L_3 正常椎管、脊神经根、马尾神经（神经纤维数目少）

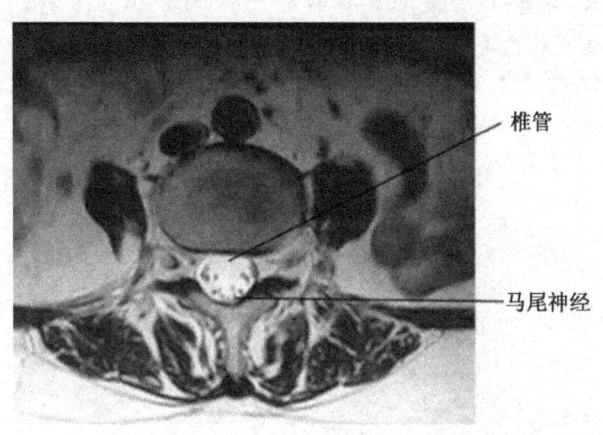

图 57　L_4、L_5 正常椎管、脊神经、马尾神经（神经纤维数目更少）

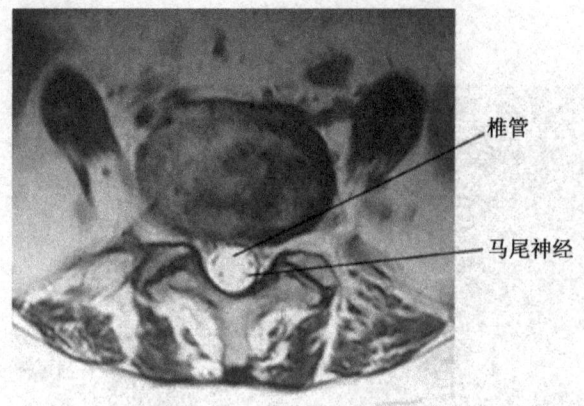

图58 L_5S_1 正常椎管、脊神经根、马尾神经（神经纤维数目最少）

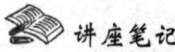
讲座笔记

> 因此，不同椎骨节段的马尾神经受到刺激、压迫，表现出来的临床症状不同。同一椎骨节段，压迫的程度不同，表现出的临床症状也不同。

第五讲 椎间盘的功用

（一）连结作用

连结相邻椎骨，属直接连结中的软骨连结。

（二）支撑作用

椎间盘的固有高度维持着椎间隙的正常高度，维系着椎间孔的纵径和椎间关节间隙，维持着脊柱的正常高度。

（三）减震作用

由于椎间盘的髓核能够变形，纤维环具有紧束力，所以椎间盘具有良好的弹性、具有良好的吸收减震作用。一方面可以防止相邻椎骨的相互碰撞，避免椎骨压缩骨折的发生；另一方面可以对脑、脊髓及其他内脏器官起到保护作用。

（四）协助脊柱运动的完成

椎间盘本身属于骨连结的一种形式，自身不具备主动运动的条件。但是它的弹性特征（髓核的变形、位移，纤维环的弹性收缩），使它可以在外力的作用下出现被动运动。

例如：当椎间盘受到均衡的垂直压力时，髓核向四周挤压，纤维环被牵张，椎间盘高度下降，直径增加（椎间孔相对缩小，椎间隙相对狭窄）；当压力解除后，髓核在纤维环的弹性挤压下复原，椎间盘恢复原有形态（椎间隙、椎间孔同时复原）。

当脊柱前面的肌肉收缩，后方肌肉放松时，椎间隙前宽后窄的结构消失（变为前薄后厚），髓核被挤压变形，并向后位移，靠近纤维环后壁

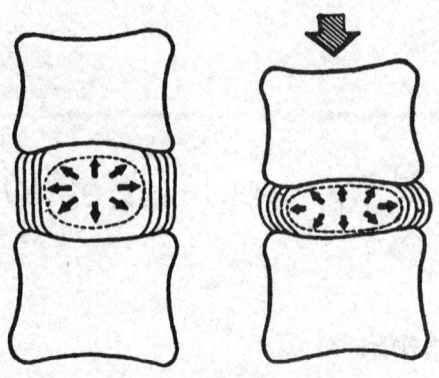

图 59　椎间盘垂直受力前后变化

(此时纤维环后壁受到髓核的挤压)，协助脊柱完成前屈运动；当脊柱前方的肌肉收缩力消失，纤维环的固有张力(弹性)推挤髓核复位，恢复椎间隙原有形态，使脊柱恢复正直及正常生理弯曲。

同理，当脊柱后面的肌肉收缩时，髓核被挤压向前(挤压纤维环前壁)，使椎间隙前宽后窄，协助后仰运动完成。外力消除后，椎间盘、脊柱恢复原有状态(图 60)。

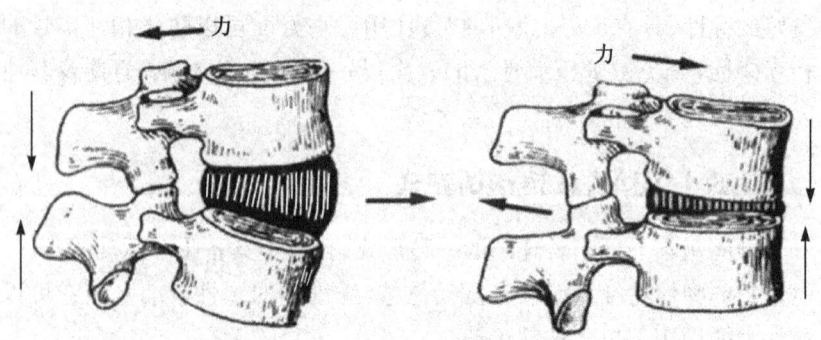

图 60　椎间盘前、后方受力运动图解

（五）维持脊柱稳定

椎间盘作为椎骨的主要连结方式，其完整的外形及功能是维持脊柱稳定的主要内在因素之一。其外形的改变及内在功能的下降与

第五讲　椎间盘的功用

丧失,肯定会导致脊柱稳定的消失,并进而引发椎旁肌肉、韧带劳损出现。

在正常情况下,脊柱稳定主要与下列因素相关

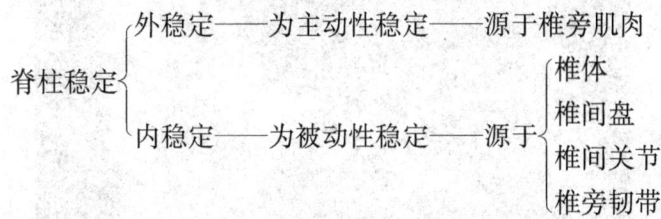

1. 内稳定因素

分别来自于椎体、椎间盘、椎间关节及椎旁韧带,它们有机地连结在一起(包括直接连结与间接连结),使脊柱具备了既能动又不能过度运动的基础,且这种运动只能是被动的。它们是维持脊柱生理曲度正常及脊柱稳定的内在因素,其中任何一个环节出现变化,都会导致脊柱生理曲度改变并引起脊柱失稳,并导致外稳定负荷增加,诱发肌肉劳损。

(1)椎骨:椎骨椎体固有的、规则的外形是形成并维持脊柱正常生理曲度、保持脊柱稳定的内在条件之一。

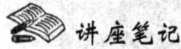

> 　　当椎体外形出现变化(图61),如外伤或肿瘤、结核等病因造成的椎体骨折(外形出现楔形变,所谓"缺一块"),肯定会引起脊柱生理曲度变化及脊柱失稳,并进而影响椎旁肌肉与韧带,使其容易出现劳损(受力改变而引起静力性损伤)。
> 　　此外,椎骨边缘不同程度的骨质增生(所谓"多一块")也可以造成椎骨外形改变,引发脊柱失稳(图62)。

(2)椎间盘:椎间盘纤维环完整、髓核充盈、弹性良好,是维持脊柱生理曲度正常、保持脊柱稳定的内在条件之二,并且是使脊柱能被动运动的主要枢纽。

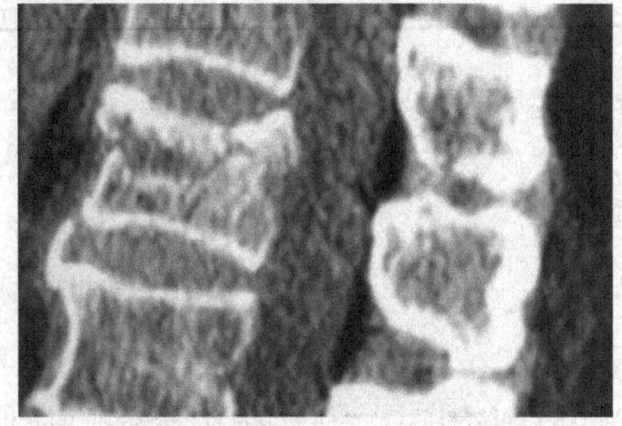

图 61　椎骨压缩骨折,外形改变,脊柱失稳

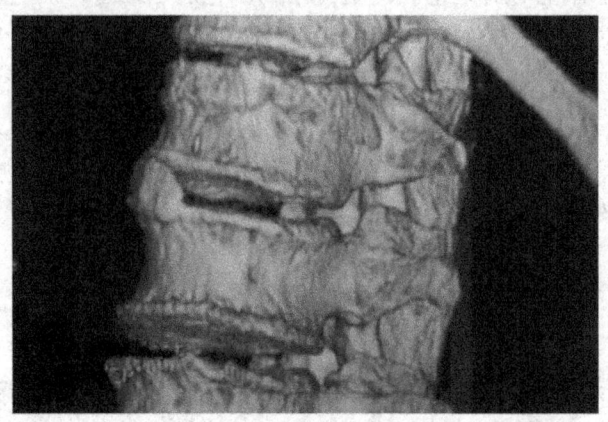

图 62　椎骨前缘骨质增生,外形变化,脊柱失稳

讲座笔记

当椎间盘蜕变髓核脱水后,或椎间盘膨出、突出后,椎间隙变窄,椎间盘原有的、前宽后窄的动态平衡肯定会失去,从而引起脊柱生理曲度改变(变小或消失),并可进而引起椎体滑脱、脊柱失稳。诱发骨质增生及肌肉、韧带劳损(图63～图65)。

第五讲 椎间盘的功用

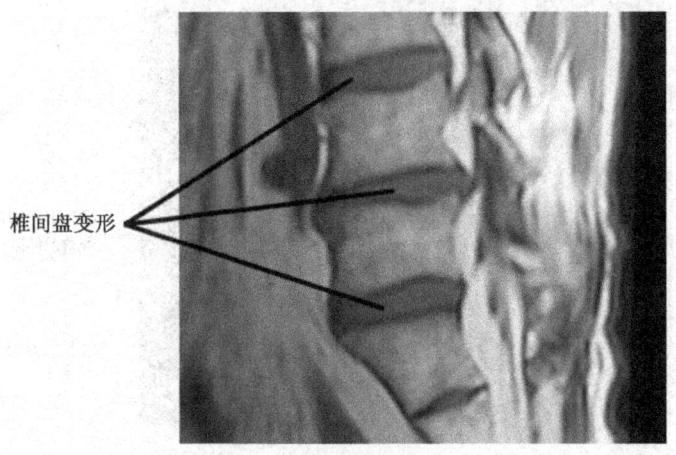

图 63 椎间盘正常外形消失,脊柱失稳

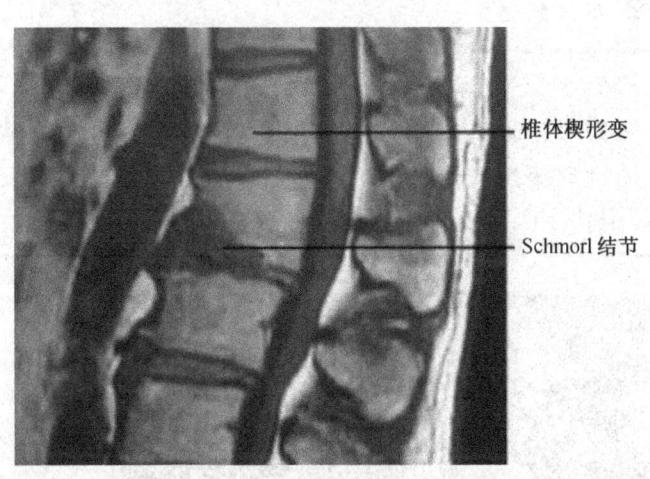

图 64 椎间盘正常外形消失(椎体变形),脊柱失稳

(3)椎间关节:椎间关节是使脊柱能被动运动的辅助枢纽,也是维持脊柱生理曲度正常、保持脊柱稳定的内在条件之三。

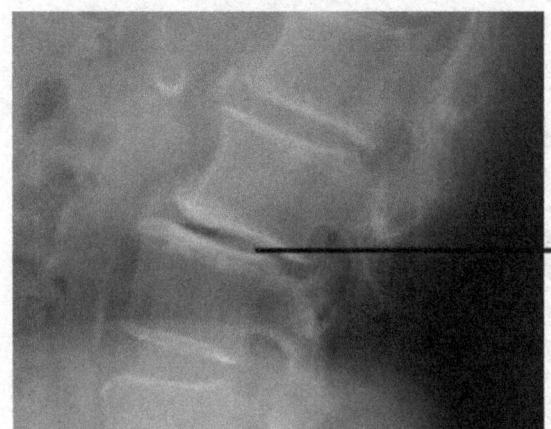

图 65　椎间隙变窄、椎骨滑脱、骨质增生

 讲座笔记

当椎间关节出现滑膜嵌顿或骨质增生之后，势必会使椎体沿矢状轴、冠状轴及水平轴旋转，从而使脊柱生理曲度改变、脊柱失稳，并诱发肌肉、韧带劳损（图66）。

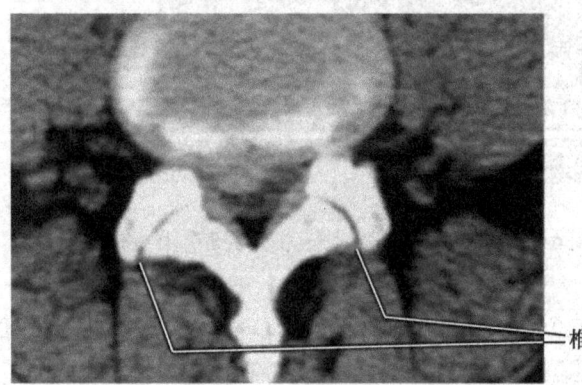

图 66　椎间关节骨质增生，关节缝不对称，脊柱失稳

第五讲 椎间盘的功用

（4）椎旁韧带：脊柱前后既相互拮抗又相互依赖的两组椎旁韧带，具有限制脊柱过度前屈或后仰的功能，也是防止因脊柱过度运动而造成椎间盘损害的辅助力量（主要力量是肌肉）。当其受到各种急性牵拉或因低头、弯腰过久等慢性牵拉或因受到来自于膨突的椎间盘的挤压后，都有可能诱发其产生无菌性炎症，并可继发机化、粘连、肥厚，或骨化、钙化，使其功能受损，对脊柱生理曲度及脊柱稳定的维系作用下降，加剧脊柱失稳（图67）。

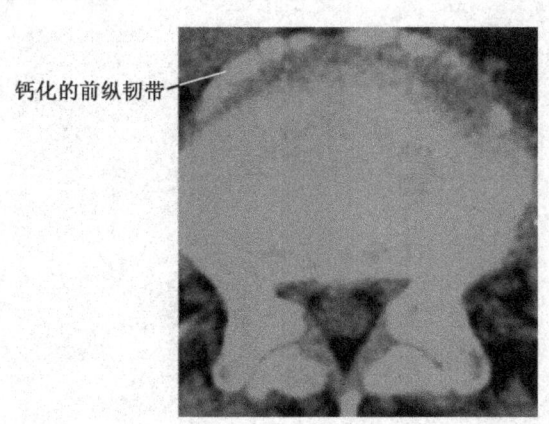

图67　前纵韧带骨化、钙化

2. 外稳定因素

来源于椎旁肌肉。分前、后两组，是使脊柱完成前屈、后伸、左右侧屈、回旋等功能活动（主动运动）的动力源，也是维持脊柱生理曲度正常及脊柱稳定的外部力量。

当两组肌肉力量均衡、协调时，脊柱生理曲度正常，脊柱稳定；当一组或一条肌肉受损（肌肉痉挛或肌肉萎缩）、双方肌肉力量失衡时，脊柱的动态平衡被破坏，脊柱生理曲度肯定会出现变化并导致脊柱失稳。

脊柱的内、外稳定因素相互依托、相互支持与保护。当外稳定（肌肉力量）强大时，肌肉具有足够的收缩力及张力（支撑力），能有效的保护椎间盘，使其较少的受到来自于自身重力的压迫，能延缓、防止其蜕变（膨出与突出）的速度、程度（因此，肌肉力量的强大对椎间盘具有很好的保护作用；反之，则会加剧椎间盘的蜕变，给内稳定增加负担）。

同样，当椎间盘正常时，椎旁肌肉受力均匀，不容易损伤；而当椎间盘蜕变、椎间隙改变之后，内稳定下降，增加外稳定负荷，从而使肌肉受到来自于脊柱失稳后的慢性静力性牵拉而出现损伤，功能下降。而肌肉功能下降后，又反过来加重椎间盘的负担，从而形成恶性循环。

两相比较可得知，外稳定较内稳定更重要，因为外稳定对内稳定的保护更直接、更主动，并且，外稳定力的增强可通过主动锻炼获得。

第六讲 椎间盘的蜕变(老化)

前面提到,椎间盘没有独立的血液供给,在发育期,髓核的血液供给来自于椎骨骨膜上的小血管,在发育停止后,这种供给随之宣告结束,椎间盘的蜕变也逐步开始。这种蜕变可以从纤维环以及髓核两方面理解。

(一)髓核方面

(在完全不考虑纤维环,假定纤维环完好无损的情况下)

随着年龄的不断增加,髓核的水分在逐渐丢失,表现为髓核体积缩小,内压下降,椎间盘整体高度下降,直径相应增加,甚至逐步超出椎骨直径,膨隆出椎骨外缘,形成解剖学上的"椎间盘膨出"(图68～图72)(纤维环未破裂,髓核未外溢。影像学多数表现为椎间盘向椎骨四周均匀膨出)。

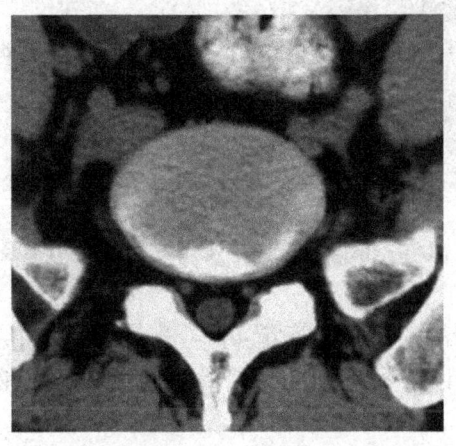

图68　椎间盘轻度膨出,未刺激脊神经(CT片)

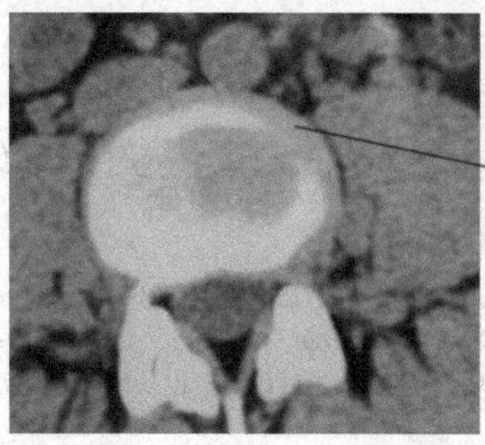

图69 椎间盘前、侧方膨出

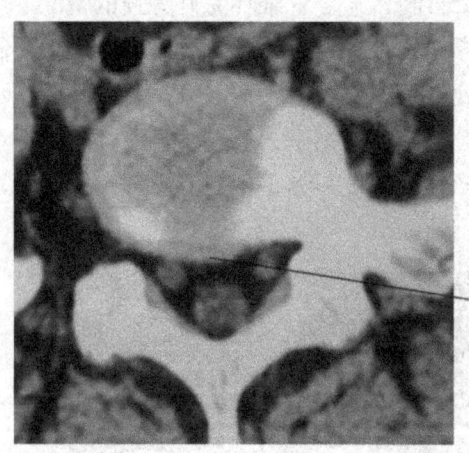

图70 椎间盘侧、后方膨出,刺激一侧脊神经

椎间盘膨出后,椎间隙变窄,椎间关节间隙随之变小,关节液存在空间下降,可以导致椎间关节软骨由于缺乏关节液的滋养而出现增生。

第六讲 椎间盘的蜕变(老化)

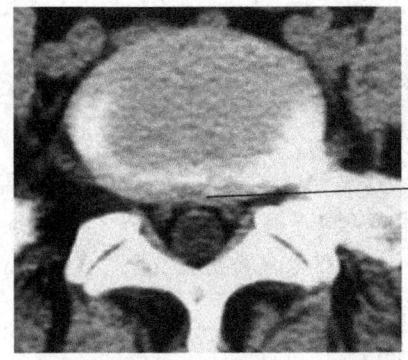

图71 椎间盘后方膨出,刺激双侧神经根

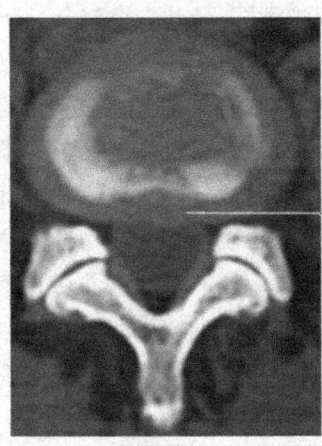

图72 椎间盘膨出,刺激双侧神经根、硬膜囊

 讲座笔记

> 椎间盘膨出的继发表现包括:
> ①椎间盘向四周平衡膨出,未破坏椎间隙相对平衡,没有造成脊柱失稳,没有引起椎旁肌肉、韧带劳损,无任何自觉不适感,仅仅表现为身高慢慢变矮。

②椎间盘在向外膨出的过程中，程度不一致，导致椎间隙的相对平衡消失，脊柱失稳，并逐步引发椎旁肌肉、韧带劳损，诱发"肌肉劳损型椎间盘膨出症"。

③椎间盘（纤维环）在向外（侧后方）膨出的过程中，有可能直接刺激、挤压脊神经引发相应临床症状，形成"脊神经根型椎间盘膨出症"。

（二）纤维环方面

随着年龄的不断增加及躯干的不间断运动，椎间盘纤维环的韧性、张力（弹性）会逐步下降，出现裂隙，且这些裂隙会不断增加、变大，终于裂透（前面提到，纤维环可以分为12层，最早的断裂出现在内层，然后逐渐向外层发展，直到裂透）导致髓核溢出，形成解剖学上的"椎间盘突出"（环破核出，影像学多数表现为椎间盘髓核呈现局限性突出）。

但是，由于椎管与脊神经和硬膜囊之间有正常的间隙存在，当突出物较小时，可能刺激不到脊神经、硬膜囊，可以没有脊神经、马尾神经症状（但椎间盘突出后多数会引起脊柱失稳，使椎旁肌肉、韧带受到持续性牵拉而出现劳损，从而出现肌肉劳损症状）。只有当突出物足够大，直接刺激、压迫脊神经、马尾神经时，才会出现相应临床神经症状（图73～图79）。

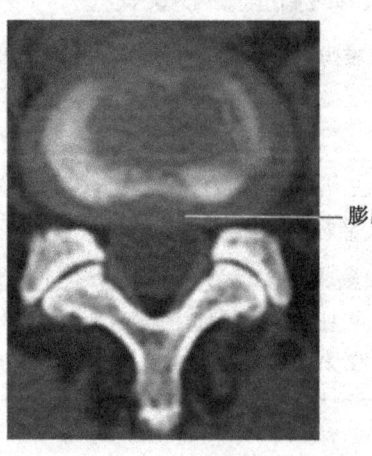

图73 椎间盘向后局限性突出，未刺激脊神经、硬膜囊

第六讲 椎间盘的蜕变(老化)

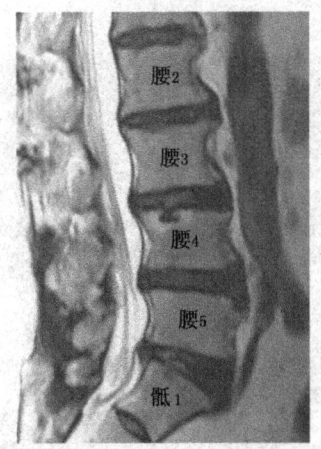

图74 L_2、L_3,L_3、L_4,L_4、L_5,L_5S_1 均向后轻度突出,硬膜囊受压,但马尾神经未受到刺激(同时伴有 L_3、L_4,L_5S_1 经骨突出)

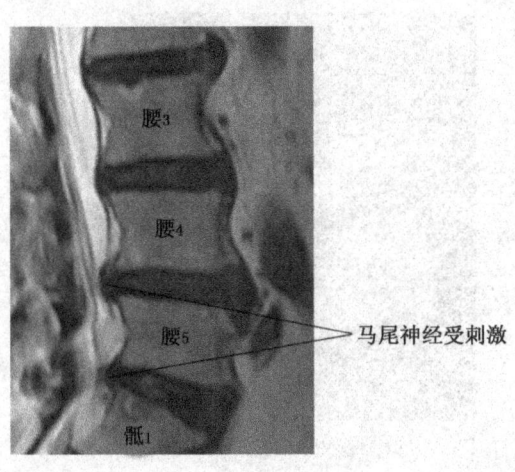

图75 L_3、L_4,L_4、L_5,L_5S_1 后方突出,硬膜囊受压,马尾神经受到刺激(L_3S_1 伴有 Schmorl 结节)

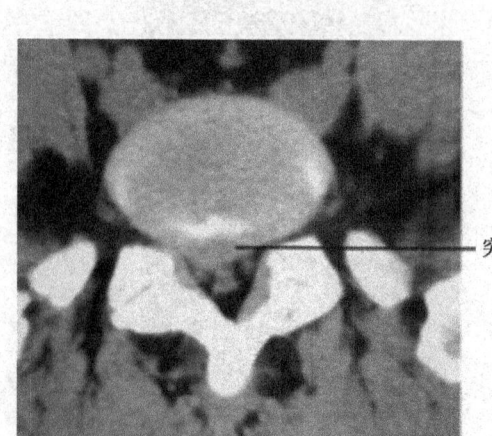

图76 椎间盘突出,刺激一侧脊神经、未刺激硬膜囊

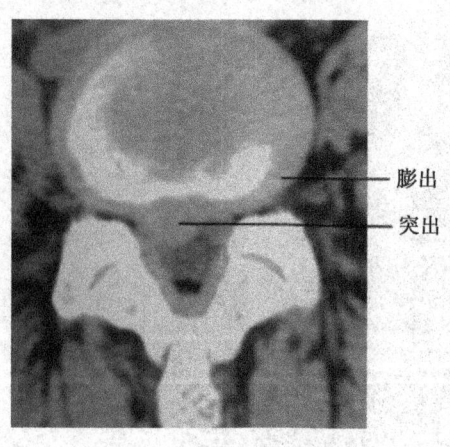

图77 椎间盘在膨出基础上向侧后方突出,刺激脊神经、硬膜囊

第六讲　椎间盘的蜕变(老化)

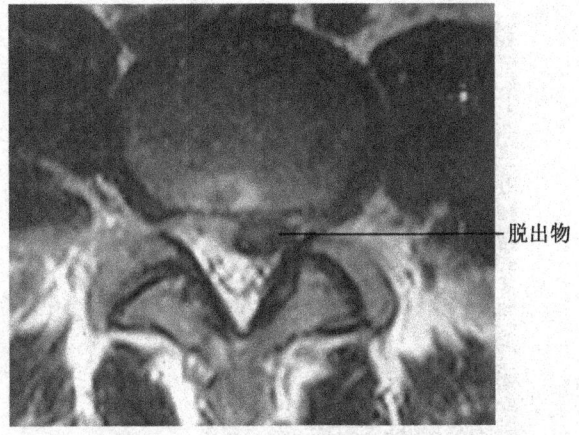

图 78　椎间盘脱出,刺激马尾神经

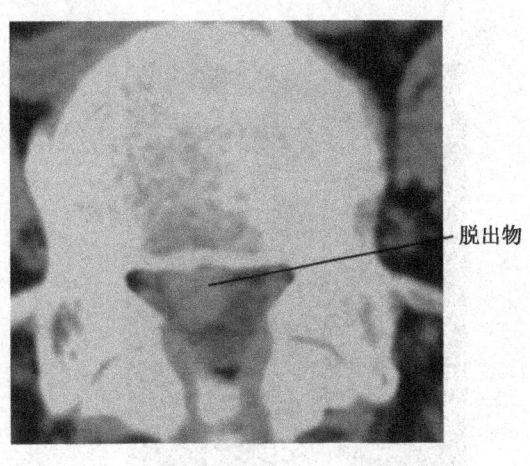

图 79　椎间盘脱出,刺激脊神经、硬膜囊

当椎间盘突出较大,超过椎管二分之一;或者突出部分与基底部分离;或者突出部分在椎管内膨隆、下垂;影像学多称为"脱出"(图80～图85)。

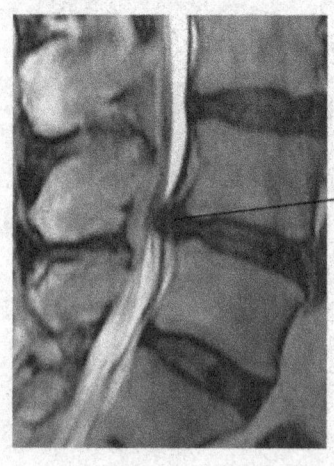

图 80 椎间盘脱出(突出物占据椎管 50%)

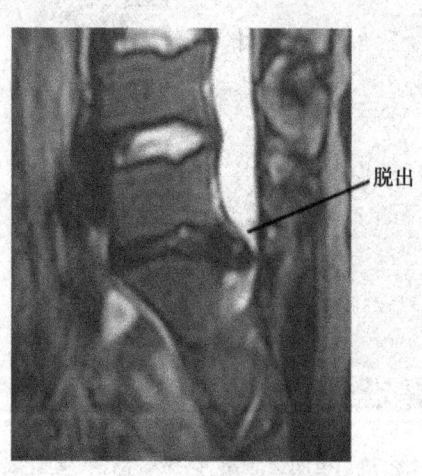

图 81 L_5S_1 脱出(几乎占据椎管)

第六讲 椎间盘的蜕变(老化)

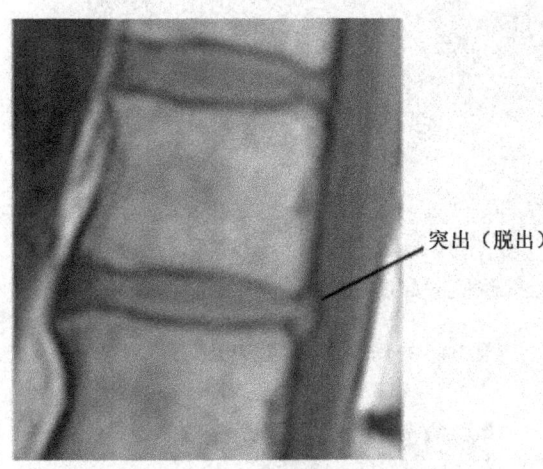

图 82 突出的髓核呈现鱼尾状(脱出)

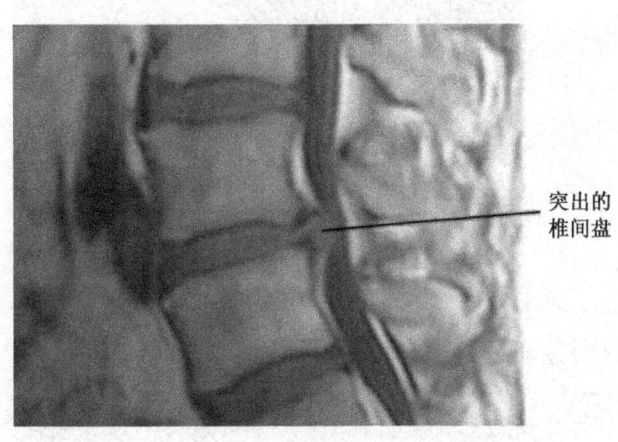

图 83 突出部分较大且膨隆,形成"头大颈细"(脱出)

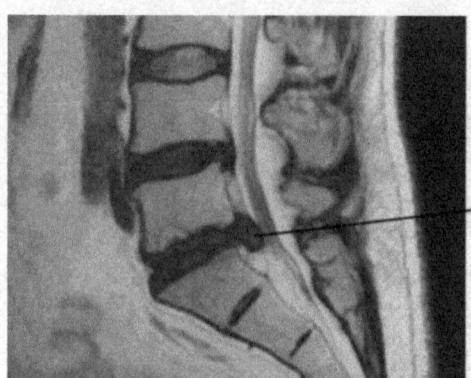

图84 椎间盘突出,且突出部分下垂(脱出)

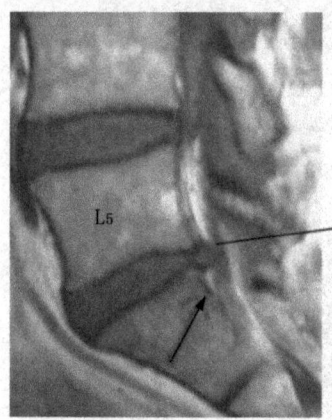

图85 突出部分与基底部完全分离(脱出)

📖 讲座笔记

> 椎间盘无论突出还是脱出,髓核回纳的可能性都是微乎其微(几乎没有可能)。保守治疗的关键,在于改变突出物与脊神经、硬膜囊的相互位置关系,减少突出物对脊神经、硬膜囊的刺激、压迫,促进、协助脊神经及硬膜囊逃逸,从而减轻或消除临床症状,而不是盲目追求使突出(脱出)的髓核回纳。

第六讲 椎间盘的蜕变(老化)

椎间盘突出的继发表现包括：

①椎间盘突出的程度较轻，未破坏椎间隙相对平衡，没有造成脊柱失稳，没有刺激脊神经根，没有引发椎管狭窄，没有任何临床不适感，仅仅表现为身高变矮。影像学见有轻度椎间盘突出。

②椎间盘在向外突出的过程中，导致椎间隙的相对平衡消失，脊柱失稳，并逐步引发椎旁肌肉、韧带劳损(但尚未刺激脊神经及硬膜囊)，只表现肌肉劳损症状，诱发"肌肉劳损型椎间盘膨出症"。影像学见有不同程度的椎间盘向椎骨内、前方、后方突出等。

③椎间盘向侧后方突出，不但引起脊柱失稳，诱发肌肉劳损，而且直接刺激、挤压脊神经根(但尚未刺激马尾神经)，并引发相应临床症状，形成"脊神经根型椎间盘突出症"。影像学见有椎间盘向侧后方突出，脊神经根受到刺激，但马尾神经尚未受到刺激。

④椎间盘向后突出，不但引起脊柱失稳，诱发肌肉劳损；而且造成椎管狭窄，使马尾神经受到刺激、压迫，并出现相应的临床症状，构成"椎管狭窄症"。影像学见有椎间盘向正后方突出，椎管狭窄，马尾神经受到刺激。

由于椎间盘与脊神经根及椎管内硬膜囊(脊髓、马尾神经)之间有一定的距离，所以轻度的椎间盘突出并不一定会直接刺激、压迫脊神经或脊髓(马尾神经)而引起相应的临床症状。只有当突出物足够大时，才有可能刺激、压迫脊神经及马尾神经，引发相应的临床症状。也就是说，解剖学的"椎间盘突出"，不等于临床学"椎间盘突出症"。

第七讲　椎间盘突出的方向

椎间盘具有上下前后左右六个方位,在任何一个方位上,都有可能形成突出或突出症(图86)。

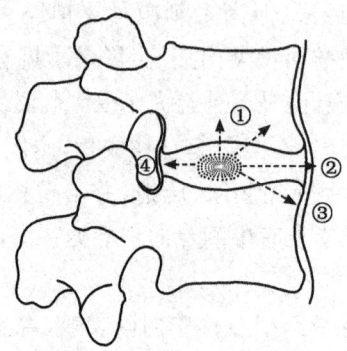

图86　椎间盘突出的方向
①向上下突出;②向前突出;③向左右突出;④向后突出

(一)向上、下方向突出

向上、下方向突出是存在的。椎间盘的髓核在压力作用下,可以通过椎间盘纤维软骨板上原有的孔隙(发育期有为髓核供血的小血管通过)渗透到椎骨的骨松质内,形成"史莫尔结节",即Schmorl结节,也称"经骨突出",在影像学上可以明显观察(图87～图91)。

椎间盘髓核经骨突出时,可以引起脊柱失稳,诱发肌肉、韧带劳损,形成"肌肉劳损型椎间盘突出症",但一般不会引起神经症状(突出严重时例外,如同时伴有后方突出)。

(二)向前突出

椎间盘向前方突出时,不可能直接刺激、压迫脊神经及硬膜囊,不

第七讲　椎间盘突出的方向

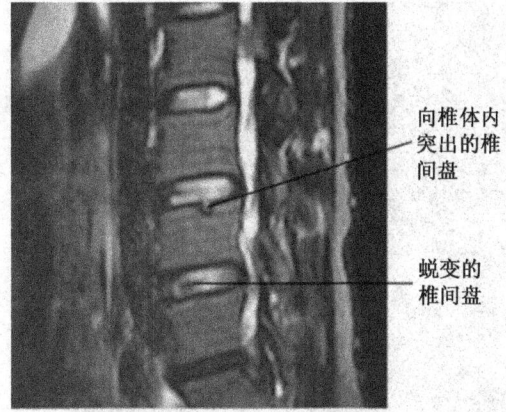

图 87　L_3、L_4 椎间盘突入 L_4 椎骨，L_5S_1 椎间盘蜕变（密度下降）

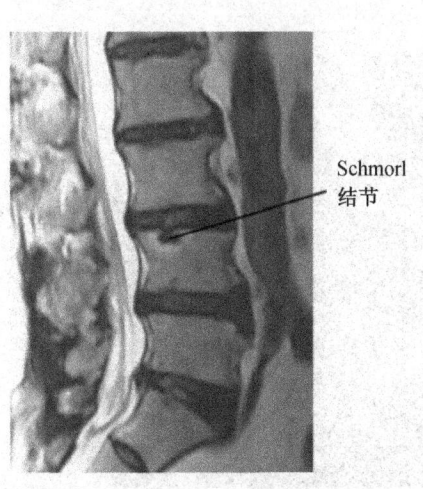

图 88　L_4 椎骨 Schmorl 结节（经骨突出）

会因此产生神经症状，但可以导致脊柱失稳，诱发肌肉、韧带劳损，从而形成"肌肉劳损型椎间盘突出症"（图 92～图 94）。

 讲座笔记

> 肌肉劳损后形成的"筋结"，有可能刺激脊神经干，引发"干性"神经症状。

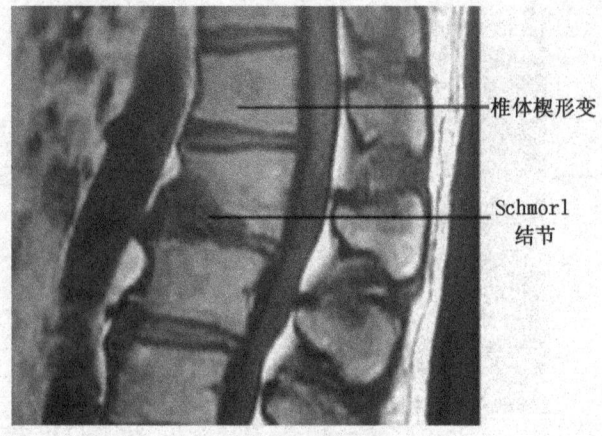

图 89 L_2 椎骨 Schmorl 结节（经骨突出），L_1 椎骨楔形变

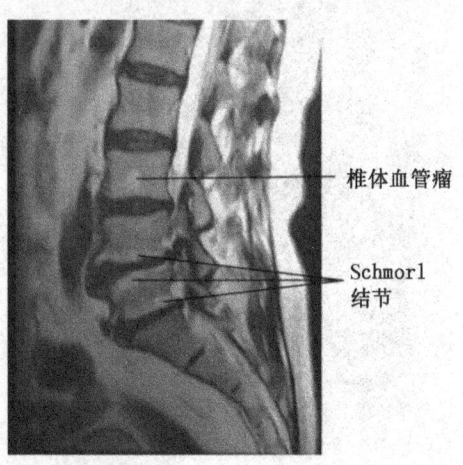

图 90 L_4 椎骨下缘、L_5 椎骨上下缘椎间盘经骨突出。L_3 椎骨血管瘤

讲座笔记

> 椎间盘的前方是前纵韧带，髓核突出后，可以使前纵韧带掀起并对其形成持续性刺激，诱发其产生无菌性炎症，并可继发肥厚及纤维化，或骨化、钙化（同时伴有相邻椎骨的唇样增生），引起疼痛。

第七讲 椎间盘突出的方向

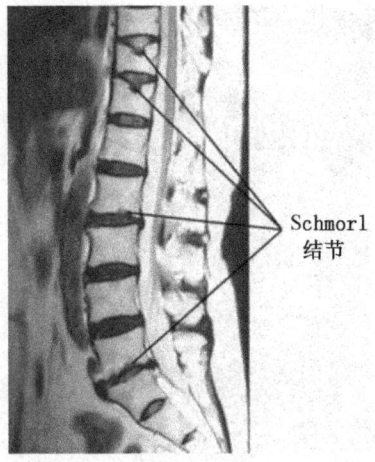

图91 T_{11}、T_{12}、L_2、L_5 及 S_1 多椎骨 Schmorl 结节

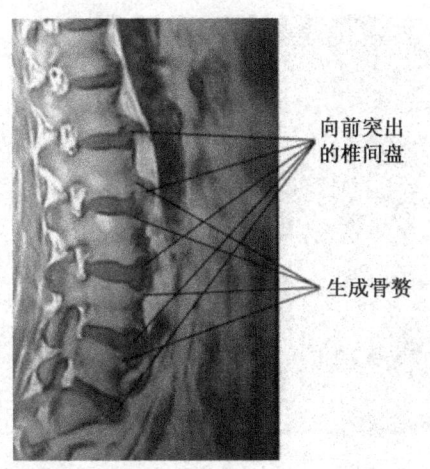

图92 椎间盘向前突出,椎骨前上下缘骨赘生成

(三)向左右方向突出

椎间盘向左右方向膨出、突出,可以引起脊柱失稳,引发肌肉劳损,形成"肌肉劳损型椎间盘突出症",并可以导致椎间盘软骨板骨化、钙化(增生)。但一般不会引发神经症状(图95)。

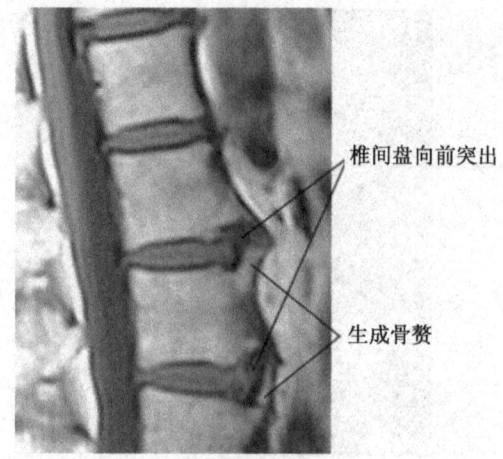

图 93　椎间盘前方突出，椎骨前上下缘骨赘生成

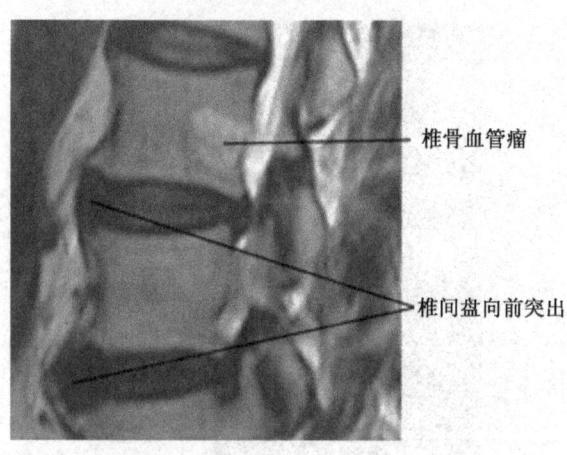

图 94　椎间盘向前突出，前纵韧带被掀起，伴椎骨血管瘤

（四）向后突出

椎间盘向后突出时，不但可以如上所述引起脊柱失稳，诱发肌肉劳损，而且有可能直接刺激、挤压脊神经或造成椎管狭窄，刺激、压迫马尾神经，诱发神经、肌肉症状出现（图 96～图 98）。

综上所述，椎间盘膨出或突出后，可能出现四种结果：

第七讲 椎间盘突出的方向

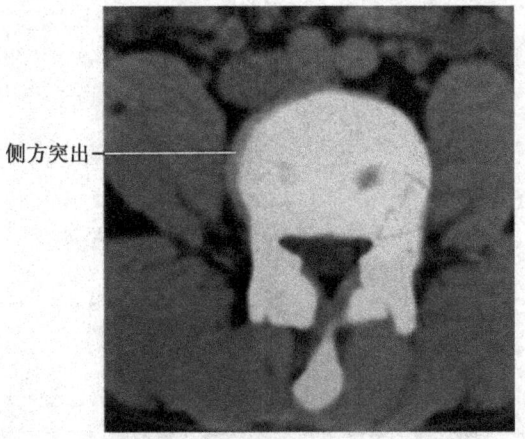

图 95　椎间盘侧方突出

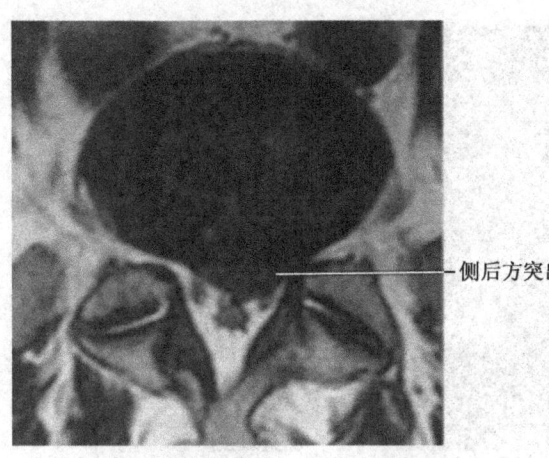

图 96　椎间盘侧(右)后方突出,刺激神经根

1. 只有解剖学上的椎间盘膨出或突出,未引起脊柱失稳,未刺激脊神经及引起椎管狭窄,无临床症状。

2. 除解剖学变化外,只引起脊柱失稳,诱发肌肉、韧带劳损。临床上只出现肌肉劳损症状,但无脊神经受刺激及椎管狭窄,无脊神经及马尾神经症状。

3. 既有解剖学变化,也有脊柱失稳及脊神经受到刺激、压迫。临

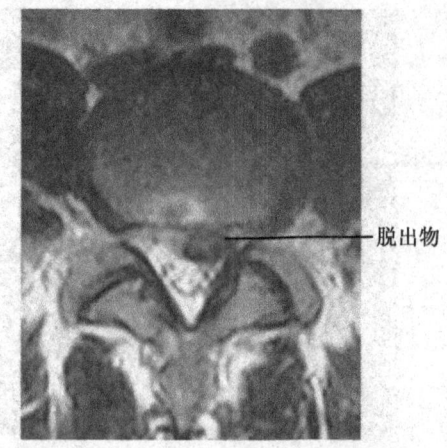

图 97　椎间盘后方脱出，刺激马尾神经

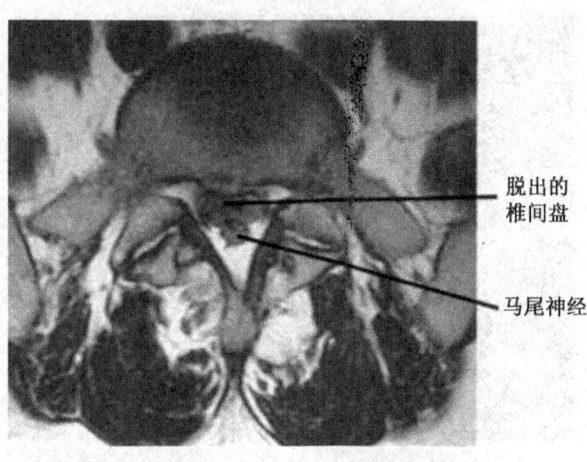

图 98　椎间盘脱出，压迫硬膜囊（马尾神经）

床上既有肌肉劳损症状，也有脊神经症状。

4. 既有解剖学变化，也有脊柱失稳及椎管狭窄，马尾神经受到刺激、压迫，临床上既有肌肉劳损症状，也有马尾神经症状。

第八讲 椎间盘突出的程度与病理分型

（一）按髓核与纤维环的位置关系分型

1. 腰椎间盘膨出

突出物常有薄的外层纤维环包裹，后纵韧带通常未穿破，膨入椎管内最大不超过 3mm。

2. 腰椎间盘突出

突出物超过 3mm，从纤维环破裂口突入椎管，有的表面覆盖有后纵韧带，手术发现的是一个明显的圆形凸出，切开后纵韧带被膜，髓核常会自动从切口中挤出；有的突出物已经穿破后纵韧带，手术中不用切开后纵韧带被膜就可以从神经周围摘除髓核的突出组织。

3. 腰椎间盘脱出

突出物穿破纤维环外层，脱离椎间盘本体，可游离于上一椎体或下一椎体后侧；也可突破后纵韧带游离于神经根周围或硬膜囊前侧，偶尔可破入硬膜囊内压迫脊髓。游离的突出物可成为纤维化或钙化的椎间盘组织或椎间盘碎片。形状可大可小，小者如米粒，大者可达 20mm。

（二）根据髓核突出程度分型

1. 幼稚型

纤维环部分破裂，髓核被外层纤维所包绕。

2. 成熟型

纤维环不完全或几乎完全破裂，髓核突出较大，但后纵韧带未破穿。

3. 破裂型

纤维环完全破裂，髓核突破后纵韧带进入椎管，临床症状严重。

（三）根据髓核向后突出的部位分型

1. 单侧型

髓核突出与神经根受压限于一侧，此型较为常见。

2. 双侧型

髓核自后纵韧带两侧突出，两侧神经根受压。

3. 中央型

髓核向后方正中突出，突出较大时可压迫双侧神经根及马尾神经。

（四）根据髓核的具体位置分型

1. 中央型

指突出的髓核位于椎间盘后方正中，压迫神经根和通过硬膜囊压迫马尾神经。临床表现为受压神经根和马尾神经受损的症状和体征，严重者可出现大小便功能障碍。

2. 中央旁型

突出的髓核位于中央，但略偏于一侧，主要压迫一侧神经根和马尾神经或两侧均受压，但一侧轻另一侧重。临床上以马尾神经受压症状为主，同时伴有根性受累症状。

3. 旁侧型

突出的髓核位于椎间盘的后外侧，在后纵韧带的外侧缘处，正好压迫神经根前方中部，临床上主要表现为根性放射性腿痛。

4. 外侧型

突出的髓核位于神经根外侧，将神经根向内侧挤压，临床表现为根性放射性腿痛。

5. 最（极）外侧型

突出的髓核位于椎管前侧方，甚至进入椎管侧壁或神经根管，引起根性痛。

（五）粗略分型

1. 凸起型

椎间盘纤维环内层破裂，但外层尚未完全破裂，髓核嵌顿在纤维环

第八讲 椎间盘突出的程度与病理分型

的裂隙中,造成纤维环出现局限性隆凸(实际为膨出)。

讲座笔记

> 凸起型又称"幼稚型",属于突出程度最轻的,有回纳的可能性,可以采取保守治疗,预后一般良好。

2. 破裂型

椎间盘纤维环完全破裂,部分髓核溢出,但突出部分与髓核的基底部分仍然相连(典型突出)。

讲座笔记

> 又分为两种亚型。
>
> （1）突出部分基底部较宽,尖部较小。存在回纳的可能性,可以采取保守治疗。如牵引、针灸、推拿等。
>
> （2）突出部分基底部细小,但尖部较大。回纳可能性很小。如果手法治疗不当,容易导致形成游离型。直接压迫型可以推拿治疗,但要求医者具有较高的技术,否则可能加重损害,形成游离型。保守治疗无效时,应建议及时手术治疗。

3. 游离型

椎间盘纤维环完全破裂,髓核溢出(图99),并且突出部分与基底部分完全分离(即脱出)。保守治疗的效果不理想(但不是完全没有)。

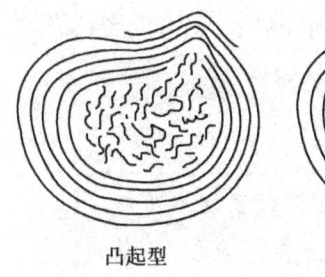
凸起型

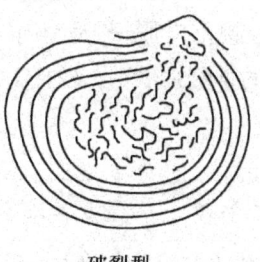
破裂型

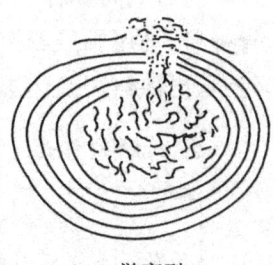
游离型

图99 椎间盘突出的解剖学分型

建议手术治疗。

除凸起型向外膨隆的髓核在椎间盘内压力降低后有可能回纳外,破裂型、游离型突出的髓核几乎不可能回纳。

手术治疗是直接去除突出物对脊神经、硬膜囊的刺激、压迫;保守治疗在于改变突出物与脊神经、硬膜囊之间的相互位置关系,减少突出物对脊神经、硬膜囊的刺激、压迫,从而减轻或消除临床症状,而不是追求使突出(脱出)的髓核回纳。

以上各种病理分型各有所长,可互为参考。

(六)突出物与脊神经、硬膜囊之间的相互关系

1. 间接压迫型(炎性水肿型)

椎间盘在受到外力作用向后突出的过程中,刺激与之相邻的周围软组织,造成后者的水肿、渗出,产生急性无菌性炎症。肿胀的软组织占位后,刺激与之相邻的脊神经根,诱发脊神经刺激症状出现(多见于凸起型)。由于脊神经症状完全来源于周围软组织的炎性刺激,一旦炎性水肿消失,脊神经症状随之缓解或消失。

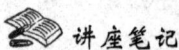
讲座笔记

> 这种情况在急性损伤时(急性腰椎间盘突出、急性腰扭伤)最常见,仅仅采取适当的保守疗法(如休息、牵引、针灸、手法、药物治疗等),即可痊愈。

2. 直接压迫型

向后或向侧后方突出的椎间盘纤维环或髓核较大,直接刺激、压迫脊神经、马尾神经或引起腰椎滑脱、椎管狭窄,刺激、压迫或牵拉脊神经、马尾神经,引起相应的神经症状(多见于破裂型)。

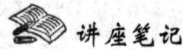
讲座笔记

> 其预后情况取决于椎间盘突出的程度及对脊神经、马尾神经的刺激、压迫程度。如果仅仅是突出,压迫轻微,在施用了正确的保守治疗(手法)后,

第八讲 椎间盘突出的程度与病理分型

> 改变了椎间盘与脊神经、马尾神经的相对位置，减轻或消除了刺激、压迫，临床症状完全可以得到改善或者消除；但如果椎间盘突出（脱出）程度较大，压迫程度严重，保守治疗（推拿）的效果可能不理想（与医者的技术水平关系密切）。

3. 粘连型

突出的髓核与相邻软组织及脊神经之间产生相互粘连，彼此牵制（多见于脱出型）。保守治疗效果较差（但不是没有），多数需要手术治疗。

（七）椎间盘蜕变的主要相关因素（病因）

1. 年龄

如果单纯从年龄上讲，年龄越大，髓核萎缩越明显，椎间隙越窄，导致纤维环面积相对增加，向外膨出的几率上升，严重时膨出的纤维环可以直接刺激、压迫脊神经根，甚至造成椎管狭窄，引发"椎间盘膨出症"或"椎管狭窄症"。同理，椎间盘蜕变后，椎间隙变窄，导致后纵韧带、黄韧带相对变长而出现皱褶且向后膨凸，突入椎管，引发"椎管狭窄症"。

年龄越大，纤维环出现裂隙的几率也相应上升，椎间盘突出的几率应该相应增加。但实际上，老年人髓核明显萎缩后（有些人髓核可以出现真空状），髓核内压力下降，加之老年人重体力活动减少（外力减少），椎间盘突出症的几率实际是不升反降。因此，老年性椎管狭窄症多见。

年轻人虽然椎间盘纤维环坚韧，不易破裂，但同时髓核充盈，内压较高。一旦在运动时外力过大或动作突然、或角度适宜，导致椎间盘承受的压力超过纤维环的耐受程度，破裂的机会随时存在。所以，椎间盘突出症多发于青壮年，20 至 50 岁之间。

2. 自身重量

椎间盘一直处于正压下，这种正压由重力、肌张力、肌肉运动时的收缩力共同产生，运动时最大，站、坐时相对较小，卧位最小。自身体重是持续施加于椎间盘的固有力量，体重越大，椎间盘承受的持续性压迫越重，蜕变产生的越早。因此，避免体重超标，是防止椎间盘蜕变的有

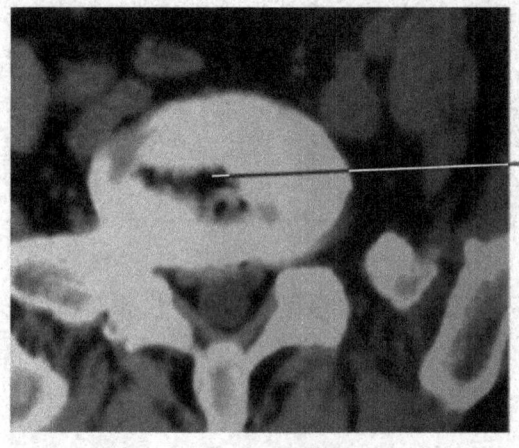

图 100　椎间盘髓核真空

效方法之一。

3. 外力

外力是引发椎间盘突出症的重要原因之一,不但椎间盘纤维环的破裂需要外力,即使纤维环已经存在轻微裂隙,髓核的溢出同样需要外力,只是较小而已。

外力既可以是一次较大的外力(足以使近似正常的纤维环一次破裂,使髓核冲破纤维环的束缚而外溢),也可以是许多轻微外力的蓄积(前期的轻微外力先使纤维环出现裂隙且不断增多、加大,最后一次外力使髓核溢出)。

外力的大小是相对的,同样动作搬起相同的重量,对于肌肉力量强大的人来说是小力,不可能造成任何伤害,但对于肌肉力量薄弱的人来说可能就是大力,有可能造成肌肉扭伤,甚至椎间盘突出。

同理,对于一个一次可以轻易搬起 50kg 重物的人来说,只让他搬起 30kg 的重物一次,可以算是"小重量",不会造成损伤;但如果让他反复搬起 100 次,在肌肉力量下降的时候,"小重量"可以演变成"大重量",引起损伤。

因此,尽量避免超负荷运动,是防止椎间盘膨出、突出的措施之一。

第八讲 椎间盘突出的程度与病理分型

4. 肌肉力量

椎旁肌肉是引起脊柱主动运动的动力源,是维持脊柱稳定的重要因素,并且是椎间盘最直接的保护屏障。椎旁肌肉协调用力收缩时,椎间隙加大,椎间盘承受的压力减小。人们用力挺直腰背时身高增加,就是明证。

肌肉的力量越大,被搬动物体的重量(包括自身体重)就显得越轻,肌肉损伤的几率就越小,椎间盘蜕变出现的就越晚。因此,积极的、正确的加强腰背肌功能锻炼,使肌力增加,是防止椎间盘蜕变的最简单、最有效的方法之一。

5. 体位

体位是诱发椎间盘蜕变(膨出、突出)的重要因素之一。在不同体位时,椎间盘所承受的压力不同。以一个70kg体重的人为例,在不同体位时,腰$_2$、腰$_3$椎间盘承受的压力用自身体重的百分比表示分别是:

在直立位时,腰$_2$、腰$_3$椎间盘承受的压力是40kg,约为体重的60%(设定为100%);直立前屈20度时,自身上部体重的力矩增加,椎间盘承受的压力上升,约为150%;弯腰从地上搬起5kg重物时,椎间盘承受压力可以达到220%,如果同时有扭转运动存在,椎间盘所承受压力更大。

坐位(坐直)时,由于骨盆向后倾斜,腰椎前凸变小,纤维环前部高度下降,重力线向前移动,椎间盘承受的压力比直立时加大,为140%,这正是许多患者能站但不能坐的原因;坐位前倾20度时更明显,约为185%;坐位前倾弯腰提物,椎间盘所承受压力较直立弯腰提物时更大,约为275%。

仰卧屈膝屈髋时,腰部肌肉放松,因没有自身体重影响及肌肉牵拉,椎间盘承受压力最小,约为25%;仰卧位伸直下肢时,腰椎受到腰肌的牵拉,产生一定压力,椎间盘受力增加,约为50%;侧卧时,肌肉为了维持腰椎稳定,牵拉力相对加大,椎间盘所承受的压力稍有增加,约为75%。

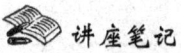
讲座笔记

> 因此,椎间盘突出症患者的最佳休息体位应为屈膝屈髋仰卧位。腰椎牵引时的体位也应尽量如此。

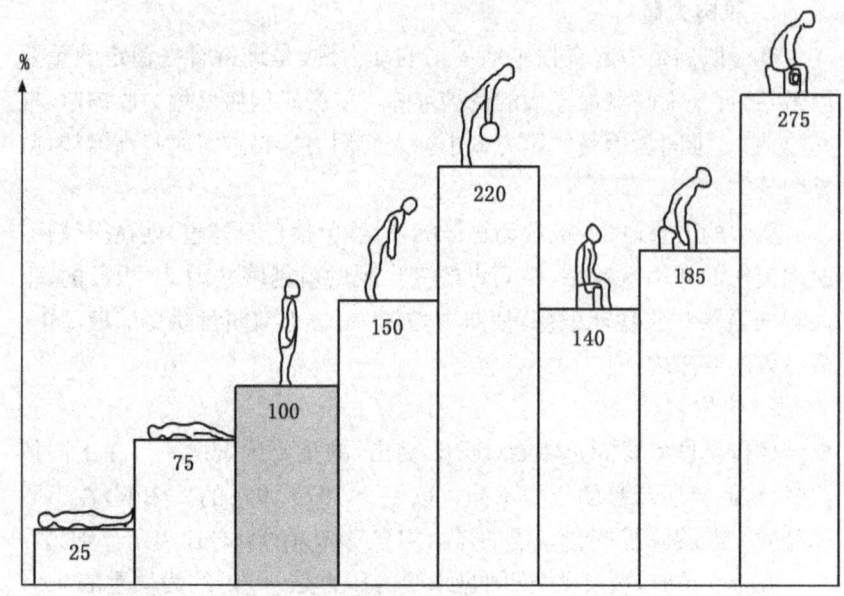

图 101　不同体位时椎间盘所承受压力

　　脊柱处于直立状态时，椎间盘受力均匀，即使有蜕变，也是向四周均衡膨出，可能不引起脊柱失稳，可能没有临床症状出现，如果肌肉力量强大，足以对抗自身重力，可以最大限度的减小这一损害。

　　脊柱久处前屈位时，椎间隙前窄后宽，重力线前移，使椎间盘髓核后移，挤压纤维环后壁，日积月累，造成纤维环后壁慢性损伤，出现裂隙且逐渐增多、加大，最后完全破裂，形成突出，同时造成椎旁肌肉劳损，使椎旁肌肉肌力下降，降低其对椎间盘的保护力度。

📖 讲座笔记

> 所以，养成正确的站姿、坐姿，即所谓"坐如钟"、"立如松"、"坐有坐相、站有站相"对于防止椎间盘蜕变大有裨益。

　　搬取重物由弯腰变为直立时，先期的弯腰动作使椎间隙前窄后宽，推挤髓核后移，靠近纤维环后壁；直腰时，脊柱后方肌肉开始收缩牵拉脊柱变直，使椎间隙逐渐恢复正常平衡，推挤原本靠近椎间盘纤维环后

第八讲 椎间盘突出的程度与病理分型

壁的髓核逐渐前移复位。在此过程中,如果脊柱后方的肌肉力量突然减小(肌肉力量不足),弱于来自腹部方向的复合挤压力,可以造成椎间盘髓核骤然向后冲击纤维环后壁,造成其破裂,诱发突出。

弯腰直立过程中附加转身(旋腰)动作,最容易导致椎间盘向侧后方突出。

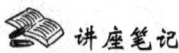 讲座笔记

> 因此,避免剧烈的、运动范围过大的、超出肌肉力量的腰部脊柱运动,是防止椎间盘突出的有效措施(四条腿行走的动物椎间盘承受的压力最小,突出几率最小,几乎不患有椎间盘突出症。人们饲养的猫、狗之所以出现椎间盘突出,是由于人们经常引导它们直立造成的)。

第九讲 椎间盘突出症的临床分型

前面提到,只要椎间盘纤维环没有破裂,向四周均匀膨隆,超出椎骨外缘(影像学表现为向椎骨周缘均匀膨出),即称为解剖学"椎间盘膨出"(图102~图103)。

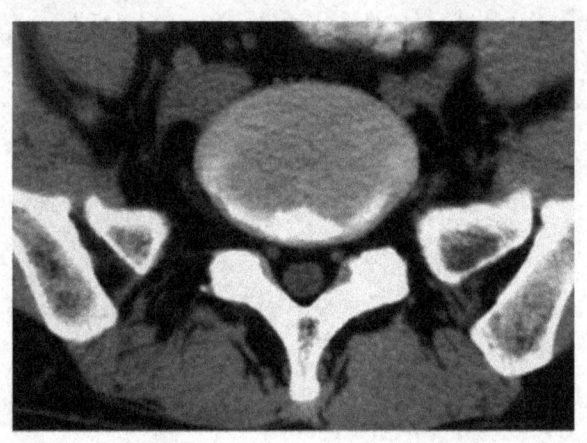

图 102　解剖学椎间盘轻度膨出,未刺激脊神经、硬膜囊

当膨出导致脊柱失稳,诱发椎旁肌肉、韧带劳损,出现相应的肌肉、韧带劳损症状或者膨出物较大,直接刺激、压迫脊神经、脊髓(马尾神经),出现相应的神经症状,才称为临床学"椎间盘膨出症"(图104)。

同理,只要椎间盘纤维环破裂,髓核溢出(在影像学上表现为局限性凸出),即为解剖学"椎间盘突出"。

但是,由于椎间盘与相邻组织之间都有一定的间隙存在,一些微小的突出不一定会刺激、压迫脊神经、硬膜囊;不一定造成脊柱失稳,可以没有任何临床症状,不构成临床学"椎间盘突出症"。

第九讲　椎间盘突出症的临床分型

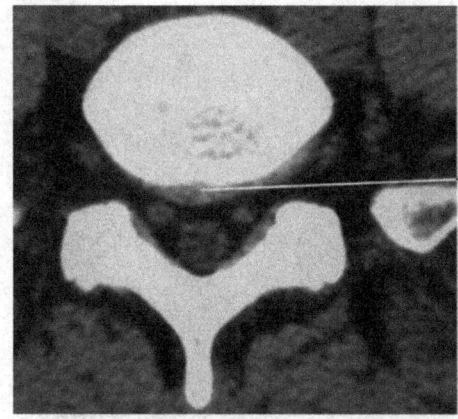

图 103　椎间盘突出、未刺激脊神经、硬膜囊

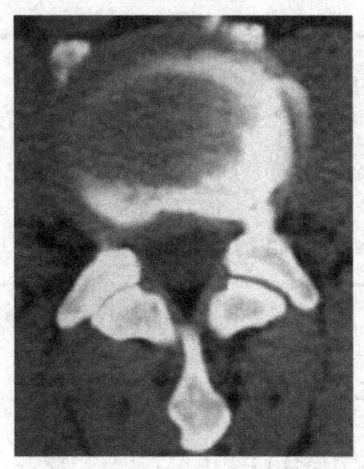

图 104　突出物刺激脊神经、硬膜囊

只有突出的程度较大，刺激、压迫脊神经、马尾神经，引发相应的神经症状出现，或者造成脊柱失稳，引发椎旁肌肉、韧带劳损症状出现，才符合临床学"椎间盘突出症"（图105）。

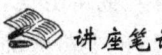讲座笔记

> 因此，要构成临床学上的"椎间盘突出症"，不但要有解剖学上的改变，还必须要具有相应的临床症

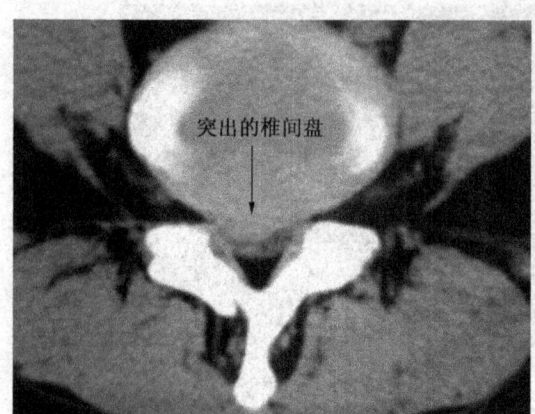

图 105　椎间盘突出、刺激脊神经、硬膜囊

> 状才行。所以，解剖学上的椎间盘膨出或突出，不等于临床学上的椎间盘膨出症、突出症。许多老年人在影像学（X线片、CT片、MR片）存在解剖学上的椎间盘膨出或突出，但却从来没有出现过任何临床学上的症状。因此，不能把两者混为一谈。

实际上，椎间盘膨出或突出后，可能出现四种结果：

（一）单纯生理蜕变型（无症状型）

在影像学上，椎间盘存在膨出或突出，但膨出、突出的程度较轻，且属于均衡性蜕变，未引起脊柱失稳，未引发肌肉劳损，未刺激脊神经及硬膜囊，未引起椎管狭窄，无任何临床不适症状，只见有身高变矮。

（二）肌肉劳损型

椎间盘膨出或突出，并且引起脊柱失稳，诱发肌肉、韧带劳损，临床出现肌肉劳损症状。但突出物并未刺激、压迫脊神经，也未造成椎管狭窄，无脊神经及马尾神经症状。

第九讲 椎间盘突出症的临床分型

(三) 脊神经根型

椎间盘向侧后方突出,不但引发脊柱失稳,出现肌肉劳损症状,而且直接刺激、压迫脊神经,引发一侧或双侧脊神经症状,但未造成椎管狭窄,未刺激马尾神经,无马尾神经症状。

(四) 椎管狭窄型

椎间盘向正后方突出,不但引发脊柱失稳,出现肌肉劳损症状;而且造成椎管狭窄,并导致马尾神经受到刺激、压迫,出现马尾神经症状。

(五) 鉴别诊断

应与急性腰扭伤、慢性腰肌劳损、骶髂关节错缝、梨状肌损伤综合征及其他原因引起的椎骨滑脱、椎管狭窄等病详加鉴别。

第十讲 椎间盘突出症的辨证施治

椎间盘突出症的治疗目前主要分为保守治疗和手术治疗。

(一) 保守治疗

保守治疗可以分为西医治疗和中医治疗，但多数情况下是综合在一起的。保守治疗的方式主要包括：卧床休息、牵引治疗、药物治疗、推拿治疗、针灸治疗、理疗、其他疗法。80%的椎间盘突出症经过系统、正确的保守治疗可以达到临床痊愈，即临床症状、体征消失，但影像学改变可能依然存在。具体的保守治疗措施因病而异，在后面的章节会详细讲述。

从中医学角度讲，腰椎间盘突出症属于"痹症"范围，以肾虚为本，感受风、寒、湿邪为标，治疗应温阳补肾为主，祛风散寒除湿为辅，从而达到"行气活血、通络止痛"的目的，在具体实施时，还要时刻遵循"急则治标、缓则治本"的法则。

推拿治疗腰椎间盘突出症应遵循"松、正、理"的原则。

"松"，包含"温阳补肾、温经通络，解痉止痛"概念，即通过滚、揉、按、推、点等手法在督脉、膀胱经重点腧穴，如肾俞、腰夹脊、八髎、委中、跗阳、悬枢、命门、腰阳关、腰俞等穴施术，达到温阳补肾、温经散寒、通络止痛的目的。解除病变部位脊柱周围肌肉的紧张、痉挛，除可以直接缓解疼痛外，还不同时降低椎间盘内压，降低椎间盘突出程度，减轻其对脊神经的根性刺激、压迫，从而从根本上改善症状。此外，肌肉的有效放松，为其后的整复手法奠定了基础。

"正"，即整复错位。通过运动类手法，使经脉气血运行顺畅，调节椎间盘与脊神经之间的相对位置关系，从而减轻或消除根性刺激、

第十讲 椎间盘突出症的辨证施治

压迫。

"理",即理筋。通过调节脊柱周围肌肉的力量,使其达到新的相对平衡。

这一目的的实现既需要手法支持,更需要患者的自我锻炼加强。在整个疾病的治疗过程中,可分为松、正、理三个阶段。

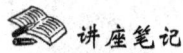讲座笔记

> 即在发病初期神经根压迫症状明显,肌肉痉挛而致患者疼痛剧烈,始终呈强迫体位,治疗时以"松"为大原则,解除痉挛,缓急止痛,治标为主;第二阶段肌肉痉挛有所缓解,强迫体位解除,这一阶段治疗以"正"为大原则,调整椎间盘与神经根的位置关系,解除神经根压迫,理筋复位,治病之本;最后一阶段以神经根压迫表现为界,有神经根压迫症状以"正"为主,无神经症状则以"理"为原则,此时只剩下代偿性的双侧腰部肌肉力量不对称,医者主要以治疗肌肉为主,调整两侧肌肉力量,纠正、消除肌肉劳损,使双侧腰肌趋于对称、平衡。"理"还有一层意思,就是这一阶段患者必须有正确的起居,避免单一体位过久,避风寒,并且必须坚持做腰部肌肉的正确的功能锻炼。自身调理很重要,应该作为生活中的日常工作去坚持。

在每次治疗时,也分为"松、正、理"三步。

第一步,松,运用手法使腰部肌肉充分放松,缓急解痉止痛,并为"正"做好准备,治标;第二步,正(能做则做,不可强求),以运动类手法整复腰椎关节,使椎间盘位置发生改变,减少对神经根的刺激,治本;第三步,理,为第二步做好善后工作,调整全身各部分功能,使之达到新的相对平衡,使"正"的作用延续时间更长,并防止复发。

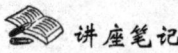

> 在治疗中,许多医生都能注意到"松"、"正"两步,却往往忽视了"理",其实腰椎间盘突出症在其整个治疗过程中,"理"是一个相当重要的环节。其具体内容包括医生以手法做合适的调理和患者自身的保养、锻炼等。腰椎周围的肌肉组织是维持腰椎稳定的第一大因素,当腰椎四周的肌肉失去原有的生理结构,则腰椎之间的稳定性肯定会被破坏,必然会加重椎间盘的突出。所以在腰椎间盘突出的治疗中,患者的调理、调护是属于治疗的一部分,在腰椎间盘突出的痊愈的过程中起到很重要的作用。

(二)手术治疗

在诊断正确的前提下,保守治疗1个月左右临床症状仍然没有明显改善,应考虑手术治疗。

第十一讲 肌肉劳损型椎间盘突出症

前面曾经谈到,椎间盘是维持脊柱内稳定的主要因素之一,是脊柱运动的轴心。当椎间盘蜕变,出现膨出或者突出时,如果膨出、突出的方位、程度相对平衡,不会破坏脊柱的稳定,仅仅出现身高变矮,而无其他任何症状。而一旦膨出、突出的方位、程度不平均,引发脊柱失稳,那么,维持脊柱稳定的外在力量(即肌肉),受力自然增加,且这种受力是持续的、不平衡的,久而久之,受力较多的肌肉,必然出现慢性劳损。所以,这一类型的椎间盘膨出症、突出症,以肌肉劳损症状为主要临床表现,即以腰痛为主,较少出现腿疼。如果兼见腿疼,也是缘于肌肉压迫引起的"干性"神经症状。

从中医学角度讲,这一类型的椎间盘突出症属于"痹证"范畴,且以"痛痹"、"着痹"为主,一般以肾虚为本,以感受寒、湿邪为标。治疗当以温阳补肾为主,散寒除湿为辅。

本症型适于保守治疗。经系统治疗后,临床症状可以消失,但极易反复,所谓"不能去根儿"。

因为肌肉劳损的完全康复,不但与治疗有关,更与患者平时肌肉的锻炼和正确的生活、工作习惯、姿势有关,而这一点患者常常做不到。有些患者常以工作忙为借口,单一姿势过久,加剧肌肉劳损程度;有些人误把体育活动当作锻炼,不但起不到锻炼肌肉的目的反而可能加剧肌肉损伤。

肌肉劳损的疼痛特征既可以表现为慢性持续性存在,也可以表现为慢性疼痛急性加重。

腰肌劳损可以划分为:腰背肌筋膜炎、腰骶髂三角劳损、腰$_3$横突周围炎、腰$_3$横突综合征、横突棘肌劳损、棘突骨膜炎、腰骶关节劳损。

（一）腰背肌筋膜炎

1. 基础解剖

腰背肌筋膜即指竖脊肌的肌外膜、肌内膜、肌束膜，且以肌外膜为主。它包裹在竖脊肌周围，除具有分隔竖脊肌、腰方肌作用外，对竖脊肌起紧束作用。

竖脊肌位于脊柱后方，左右各一，在静力作用时，能够维持脊柱稳定，动力作用时，使脊柱后仰（过伸）。

当躯体长期处于前屈位时，竖脊肌受到等距静力牵拉，肌纤维做功较大，产生大量乳酸类生理代谢产物且不能迅速、完全排出，刺激腰背肌筋膜产生无菌性炎症。

2. 病理

竖脊肌在脊柱失稳，处于同一角度的前屈位或后仰位时（以前屈为主），为了维持脊柱的稳定，肌纤维始终处于持续等距静力收缩状态，甚至出现痉挛，从而产生大量乳酸类生理代谢产物，这些代谢产物刺激末梢神经感觉器，引起疼痛感觉；与此同时，肌纤维的痉挛性收缩导致肌纤维变粗，使筋膜受到牵张，同样可以引起疼痛刺激，加重症状。

如果竖脊肌维持等距收缩的时间超出生理极限，肌纤维可以出现疲劳性牵拉断裂伤，局部水肿、渗出，产生急性无菌性炎症；病久继发纤维化、肥厚、粘连，使肌肉有效弹性长度变短，受到牵拉的几率上升，形成恶性循环。

所以，腰背肌筋膜炎实际以竖脊肌微循环障碍及肌纤维、筋膜之间的相互牵制、粘连为主要病理特征。

3. 临床表现

（1）症状

①一侧或两侧竖脊肌有僵硬、酸胀、疼痛不舒感或酸痛感，且多数伴有沉重感及寒凉感，即以僵、酸、痛、凉、沉为特征，是因微循环相对缓慢，代谢产物堆积，刺激末梢神经而引起。

②症状以早晨刚起床时或久坐、久站后改变姿势时明显，稍事活动后减轻，但劳累过多则加重，这是因为稍事活动可以加快血液循环速度，但过多运动则会产生新的代谢产物。

第十一讲 肌肉劳损型椎间盘突出症

③疼痛部位喜暖、喜按,得暖得按疼痛减轻。患者喜欢腰部热敷、睡暖床(炕)、泡温泉,喜欢以手叩击患处或让别人踩背、捶腰以求疼痛缓解。

④受寒、单一姿势过久(久站、久坐)、阴雨天气变化及节气交替之前等均可以诱发或加重病情(患者明显惧怕空调,并常常戏说自己具有"天气预报"功能)。

⑤仰卧位睡眠时,腰部有空虚感,喜欢以手垫之或用毛巾类物品支撑才感觉舒服。

(2)体征

①竖脊肌僵硬,以 T_{10} 以下明显;单侧或双侧(早期多为单侧,后期发展为双侧);严重时两侧竖脊肌不对称(一边厚、一边薄)。

②压痛阳性,且压痛部位广泛、表浅,位于竖脊肌走行上(胸腰段以下明显,既可以在肌腹上,也可以在肌腱附着处,但以肌腹处居多)。

③抗阻力收缩及被动牵拉时均有疼痛加剧感(刚开始做时明显,做几次之后反而好转)。

④脊柱触诊可以见到脊柱侧弯,腰段生理曲度变小或消失,甚至出现后凸。

(3)影像学:X线片除见到椎间隙改变外,并且可以出现骨质增生,脊柱侧弯,生理曲度变小、消失或反凸;CT 可以见到椎间盘膨出或突出;MR 可以出现椎管狭窄等(图 106~图 110)。

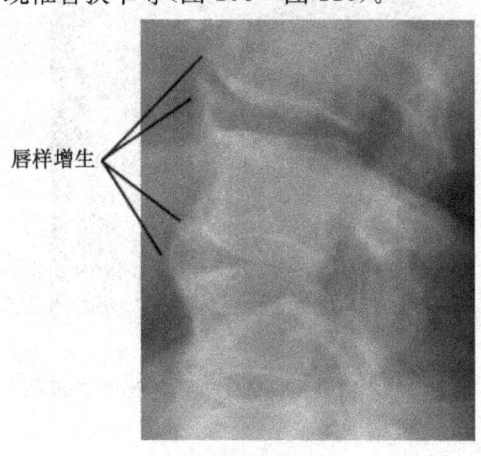

图 106 椎骨骨质增生

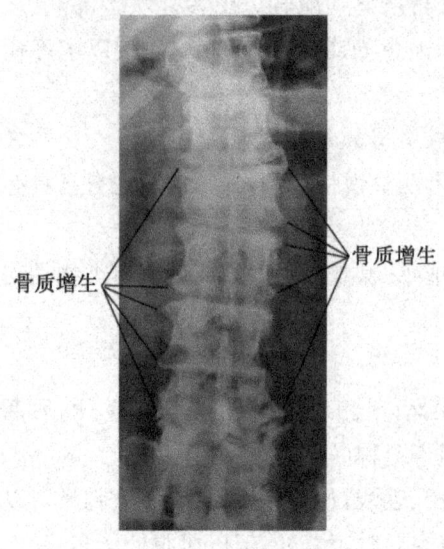
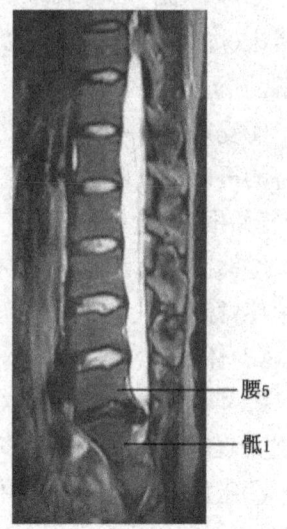

图107 脊柱侧弯,骨质增生

图108 L_5S_1 椎间盘向后突出,腰椎生理曲度消失

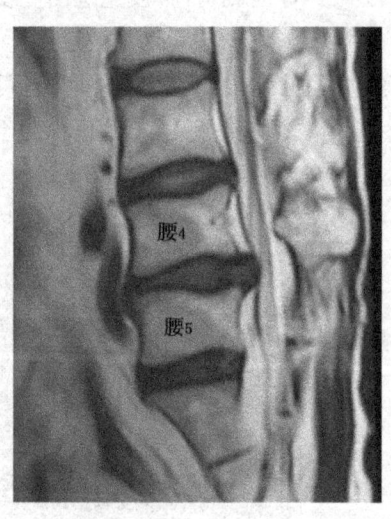

图109 L_4、L_5 椎间盘向后突出,腰曲反凸

第十一讲 肌肉劳损型椎间盘突出症

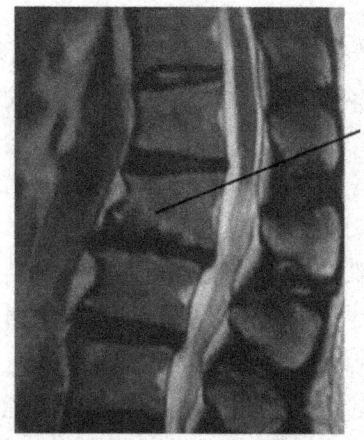

经骨突出

图 110　经骨突出

总之,腰椎间盘突出症所有能具备的影像学特征,在此都可能见到。影像学上椎间盘突出的程度重,不代表临床症状就一定重,影像学有侧后方突出或正后方突出,患者不一定就一定是神经根型或椎管狭窄型椎间盘突出症,也可以是单纯的肌肉劳损型;同理,影像学上没有侧后方突出或椎管狭窄,不代表患者不可以出现脊神经症状,因为炎性水肿同样可以刺激脊神经。

在腰椎间盘突出症的诊断中,临床医生更注重患者当时的临床症状、体征,影像学只是重要参考(在影像学出现之前,腰椎间盘突出症的诊断主要依靠临床症状、体征)。

4. 治疗

(1)治疗原则:温阳补肾、温经散寒、行气活血、通络止痛(改善微循环)。

通过解除肌纤维紧张、痉挛,减少炎性代谢产物生成;加快局部血液循环,促进乳酸类代谢产物的消散、吸收,减少其对末梢神经的刺激,达到缓解、消除疼痛的目的。

(2)推拿手法治疗

①滚法:在痛区施术,以膀胱经为主,手法轻柔和缓,施术 10 分钟或至病位深层有温热感。具有温经通络止痛(改善微循环,促进代谢产

物的吸收、消散)的作用。

②揉法：指揉或掌揉，以痛点为中心，在膀胱经上施术(第1线为主)，以三焦俞、肾俞、气海俞为主，得气为度，施术5分钟或至紧张、僵硬的肌肉放松、柔软。

具有温阳补肾、解痉止痛(解除肌肉紧张、痉挛，减少炎性水肿产生，减少对末梢神经的牵拉、扩张)的作用。

③弹拨法、晃法：弹拨法要求手法轻柔，力度以患者能耐受为准，以痛点为中心，在膀胱经上自上而下循经施术，反复3遍；晃法要求以掌根作着力点，同样在膀胱经上循经施术(不拘方向)，速度和缓，不能太快，以患者感觉舒适为佳，反复3遍。具有软坚散结、通络止痛(使椎旁肌肉、韧带、椎间关节等放松，防止或解除肌纤维粘连，降低椎间盘内压力)的作用。

④按推法、推法：以拇指指腹作着力点，分别在夹脊穴线上及膀胱经线上行按推法，每条线3遍，顺经操作，得气为度；配合掌根推法，要求紧压慢移，顺经施术，3～5遍。具有温经通络止痛的作用(目的在于改善局部微循环。)

⑤点按法：选取督脉经悬枢至长强、阿是穴、腰夹脊穴、委中、跗阳、昆仑、申脉、京门，每穴3次，得气为度(督脉经每椎骨下视为一穴)。具有温阳补肾、行气活血、通络止痛的作用。

⑥腰椎不定位侧扳法：选用腰椎不定位侧扳法，弹响点越多越好，左右各一次。患者侧卧，靠床的下肢伸直，在上的下肢屈膝屈髋。医者屈肘并以前臂上段分别置于患者臀部及腋前，使患者躯干下部连同下肢尽量前旋，躯干上部连同上肢、头颅尽量后旋，在脊柱旋转临近极限时，稍加反方向用力，使脊柱产生最大范围的旋转，但不可超越肌肉、韧带、椎间关节、椎间盘的承受极限。在脊柱旋转过程中，可以听到关节弹响。左右各1次。具有软坚散结、行气活血、解痉止痛的作用(目的在于改善肌肉的固有紧张状态，缓解、消除肌肉的紧张、痉挛，减少炎性水肿渗出，消除疼痛并改善、扩大椎间隙，降低椎间盘内压力)(图111)。

⑦擦法：擦督脉腰段(腰俞至悬枢，自下而上)、擦膀胱经腰段(肾俞至关元俞，自上而下)、横擦带脉(肾俞经命门至肾俞)，至温热得气，且

第十一讲 肌肉劳损型椎间盘突出症

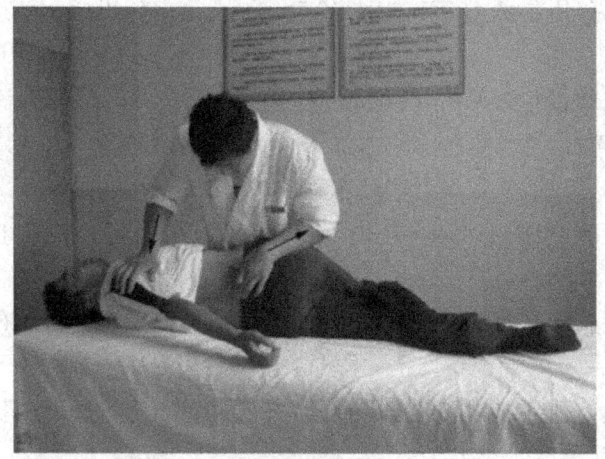

图111 侧扳法

热向腹部放射为佳。配以横擦八髎（左右方向），使温热感向双下肢放射为佳。具有温阳通脉、散瘀止痛的作用（改善微循环）。

⑧拍法：以膀胱经、督脉为主，力度适宜，以患者感觉舒适为佳，5分钟或至局部有温热感。具有散寒通络、散瘀止痛的作用（改善微循环）。

(3)药物治疗

①西药：以消炎止痛类药物为主，常用布洛芬、扶他林、氨糖美辛、洛芬待因等。

②中药：可以内服、外敷及药浴。

内服 自拟方或中成药如六味地黄丸、大活络丸、虎力散、根痛平等。

外敷 外敷"701"跌打镇痛药膏、麝香追风膏等。亦可自拟药方。将中药用布袋包裹，用水浸湿10分钟后或蒸或煮20分钟，取出药袋，稍凉（温度适宜）后外敷患处，每次30分钟，每日2次以上。

药浴 药液煮沸后，先用药汽熏蒸足心，待水温适宜后泡脚，每次30分钟，日2次以上。

常用方药

通络止痛散：羌独活各20克，当归尾10克，桑寄生10克，茯苓10克，鸡血藤20克，威灵仙10克，五加皮10克，桂枝15克，秦艽10克，川芎 10 克,川牛膝 10 克,杜仲 10 克,防风 10 克,川椒 10 克,木瓜 10 克,甘草 10 克。

熥洗药:当归、羌活、红花、白芷、防风、续断、木瓜、川椒、制乳香、制没药、骨碎补、透骨草各 20 克,加入大青盐、白酒各 30 克,装入布袋,或蒸或煮 30 分钟,外敷患处或药水泡洗,每次 30 分钟,每日 2 次。

椒盐散:川椒 100 克、青盐 500 克或等份,炒热后装入布袋,热敷患处。

其他热敷材料:如酒糟、醋糟或大青盐适量,炒热后装入布袋,热敷患处。

以上外敷方法均要注意温度及时间的掌握,防止烫伤皮肤。

(4)针灸治疗

①针刺

取穴:相应节段的夹脊、肾俞、大肠俞、腰阳关、阿是穴、大杼、委中。

操作:取腰部夹脊、背俞穴,早期以患侧为主,兼取健侧 1～2 穴;后期多双侧对称取穴。夹脊、肾俞、大肠俞、腰阳关、阿是穴针刺 1～1.2 寸,针至肌肉浅层即可;大杼向脊柱斜刺 1.0 寸;委中直刺 1.0 寸。诸穴针刺得气后施平补平泻手法。

②艾灸

取穴:相应节段的夹脊、肾俞、腰阳关、阿是穴。

操作:采用温针灸,每穴施灸 1～2 壮。

③拔罐

取穴:胸背部督脉、两侧膀胱经循行路线、阿是穴。

操作:先沿督脉、膀胱经循行路线进行闪罐至皮肤潮红,再于阿是穴及腰部背俞穴留罐。

④皮肤针

取穴:相应节段的夹脊、阿是穴。

操作:用中、重度刺激,叩之皮肤出血,并加拔火罐。

(5)其他理疗方法:一切能使病位出现温热感觉的方法均可用。

5. 功能锻炼

主要是加强腰背肌锻炼,具体方法包括:

(1)立正站姿:患者挺胸收腹,如军体操中的立正姿势站好,坚持适

第十一讲 肌肉劳损型椎间盘突出症

宜的时间(以不超过自身耐力极限为标准,逐步增加)。

(2)隔墙看戏:主要动作同上,挺胸收腹并且双足足跟抬离地面,同时头向后仰,下颌抬起如踮脚隔墙观戏(图112)。

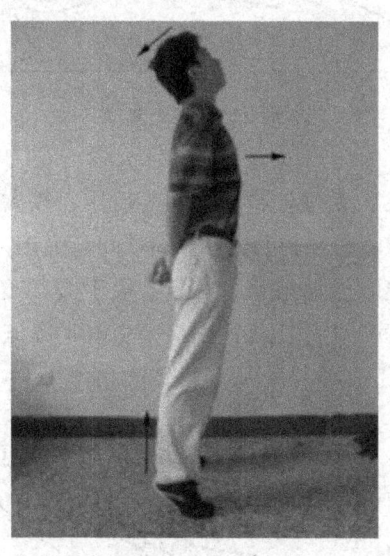

图112 隔墙看戏

(3)五点支撑:患者仰卧硬床上,分别以双足、双肘及头顶作着力点,将腰、背尽所能抬离床面,形成拱桥式(图113)。

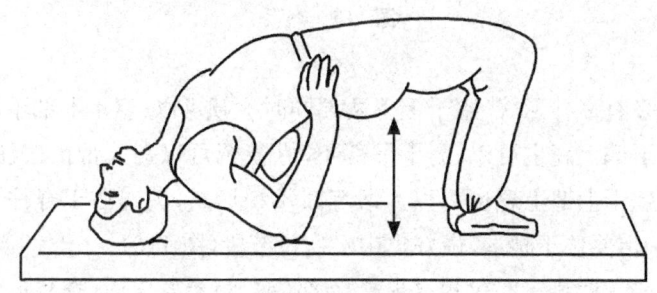

图113 五点支撑

(4)三点支撑:主要动作同上,只是撤去双肘的支撑(需要较大的腰背肌力量,要量力而行)(图114)。

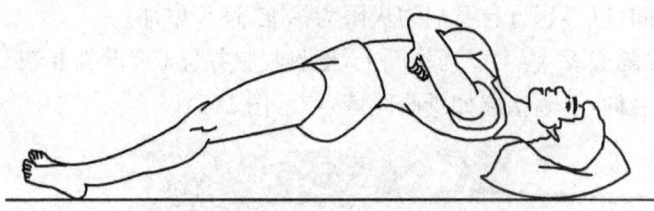

图 114 三点支撑

五点支撑及三点支撑对颈部椎间盘挤压力较大,颈椎病患者,尤其是颈椎间盘突出患者忌用(可以加剧颈椎间盘突出)。

(5)燕飞式:患者俯卧硬床上,双手置于腰部或前伸,腹部作着力点,上身及双下肢同时抬离床面(或只是上身抬离床面),使躯干的后仰轴心位于腰部(图 115)。

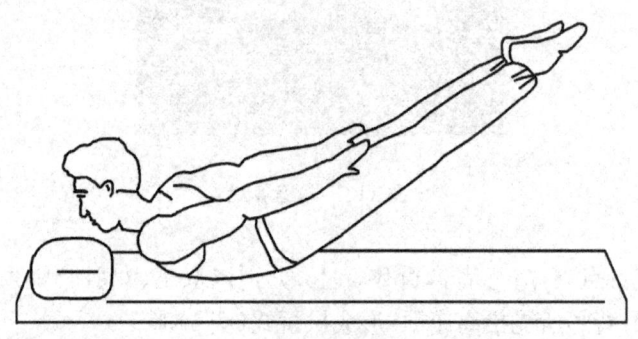

图 115 燕飞

燕飞有多种形式,躯干上下两端同时上翘可以;躯干上部不动而只有躯干下部上翘也可以;躯干下部不动(甚至可以别人帮忙按住下肢)而只有躯干上部上翘也可以。锻炼时不拘形式,关键在于脊柱的运动轴心,一定要位于腰部,最好集中在病位节段(图 116)。

有些人做燕飞时仅仅是躯干上部(胸部)抬离床面,脊柱运动轴心位于胸段,仅仅涉及躯干上段肌肉,没能波及腰段肌肉,达不到锻炼腰部肌肉的目的,所谓"形似而神不似"。

以上各种功能锻炼均要求以自身耐力为标准,每次锻炼的强度不超过自身能力的 80%,即能做 10 个,只做 8 个;能坚持 10 分钟,只坚

第十一讲 肌肉劳损型椎间盘突出症

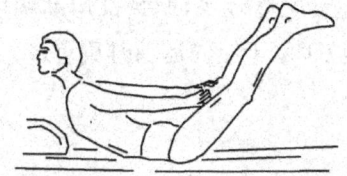
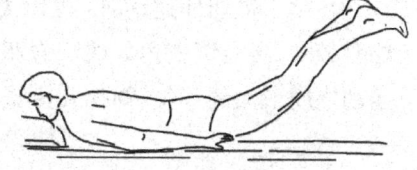
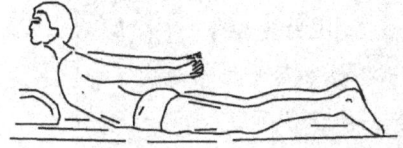

图 116 不同形式的燕飞动作

持 8 分钟。宜循序渐进,日积月累,忌急于求成,否则有害无益。

(二)腰骶髂三角劳损

1. 基础解剖

腰骶髂三角即指第 5 腰椎外侧、骶骨上外侧、髂骨上内侧部位,此处主要是竖脊肌屈伸运动时的动力点(图 117)。

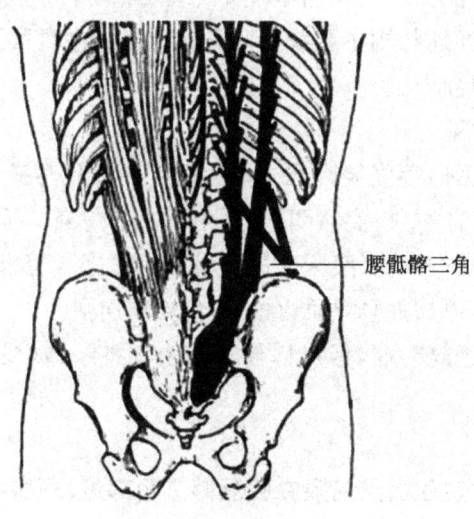

图 117 腰骶髂三角

在躯干做屈伸运动时,髂骨、骶骨运动幅度较小,而腰椎运动幅度相对较大,腰骶髂三角处的竖脊肌恰恰位于躯干屈伸运动时负重最大、运动幅度最大的部位,损伤几率最多。

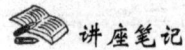 讲座笔记

> 髂腰三角:在髂骨上方、竖脊肌外缘、腰方肌内缘之间,存在有一个三角形的缝隙,叫"髂腰三角"(相当于中医"腰眼"穴,属经外奇穴,位于第4腰椎棘突下旁开3.5寸)。此缝隙内有臀上皮神经通过。

臀上皮神经 为腰$_{1\sim3}$神经后支,分出后经过"髂腰三角"达到臀部,司理臀部上方的皮肤感觉。受到刺激后可以引起支配区皮肤疼痛或感觉迟钝、消失(既"臀上皮神经炎")。当竖脊肌、腰方肌紧张、痉挛(或肥厚、纤维化)时,粗大的肌腹可以卡压臀上皮神经,引起"臀上皮神经痛(炎)"。

2. 病理

以竖脊肌劳损为主要病理。症状的出现主要源于竖脊肌急性损伤后水肿、渗出未能及时吸收、消散,反而继发肥厚、粘连而致。

臀上皮神经症状则主要缘于竖脊肌(或腰方肌)紧张、痉挛或纤维化、肥厚后的肌性卡压。

3. 临床表现

(1)症状特征:疼痛局限在一侧或两侧的腰骶髂三角部位,劳累后(尤其是弯腰工作过久)症状明显,适当休息后好转。强力抗阻力收缩(燕飞)及过度被动牵拉(滚床)时可引起疼痛加剧。弯腰变直立姿势时喜欢以手扶腰,以加强竖脊肌力量,避免疼痛加剧。

无根性神经放射痛,但可以伴有臀上皮神经痛(局限在臀部上半部)。

(2)体征

①压痛特点:压痛点局限在腰骶髂三角部位,深压痛,有时可以触及到条索状筋结;无下肢放射痛;可以伴有臀上皮神经支配区疼痛或感觉障碍。

第十一讲　肌肉劳损型椎间盘突出症

②收缩痛及牵拉痛:腰骶极度屈曲时病位有牵拉感或牵拉痛,竖脊肌抗阻力收缩使脊柱过伸时同样有疼痛感。

③无神经根受压症状:具体检查方法见神经根型腰椎间盘突出症。

(3)影像学:与腰背肌筋膜炎相似。

4. 治疗

(1)治疗原则:温经散寒、软坚散结、舒筋通络、散瘀止痛。

(2)手法治疗

①滚法:在痛区施术,手法轻柔和缓,5～10分钟,至病位深层有温热感。具有温经通络的作用(目的在于加快局部的血液循环,以利于后期施用的分解肌纤维粘连类手法引发的医源性水肿、渗出能够及时得以吸收和消散。)

②揉法:指揉或肘揉,以痛点为中心,手法轻重以患者感觉舒适或能耐受为度,至紧张、僵硬的肌肉放松。具有解痉止痛、软坚散结的作用。

③弹拨法:施用在筋结之上,手法轻重以患者能耐受为度,3～5分钟。

弹拨法使用时要牢记"治筋十取其一"的原则(即假设有十份粘连,每次治疗时只松解一份,避免由于过度追求松解粘连而产生太多的、不能被正常微循环完全吸收、消散的医源性水肿、渗出,避免形成恶性循环)。具有软坚散结、通络止痛的作用(目的主要在于松解粘连)。

④点按法:选取阿是穴、腰夹脊穴、腰眼、秩边、腰阳关、十七椎、委中、申脉、京门等穴,每穴3次,得气为度。具有解痉止痛的作用。

⑤单腿屈膝屈髋按压法:患者仰卧,健侧下肢自然伸直,患侧下肢屈膝屈髋。医者立于患侧床边,一手握患者踝关节(拇指在外,四指在内),另一前臂横压患者膝关节下方胫骨;双手协调配合,先使患肢自外向内先做髋关节摇法6～7次,然后将患肢尽量压向腹部(使膝近其肚,且膝关节指向同侧肩关节),然后自然伸直。反复操作两遍。

具有理筋通络止痛的作用(目的在于松解肌纤维粘连并牵拉挛缩的肌纤维复原,恢复肌肉固有长度)。

⑥指颤法:选取阿是穴,15分钟以上,至指尖下出现轻度灼热感或至疼痛明显减轻。具有解痉、散瘀、止痛的作用(目的在于改善肌肉的

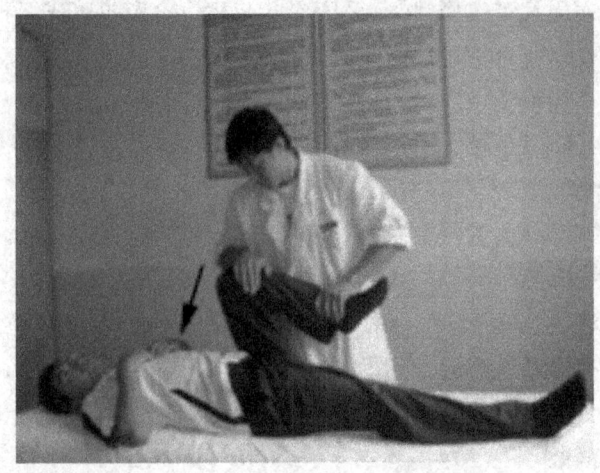

图118 单腿屈膝屈髋按压法

固有紧张状态,缓解、消除肌肉的紧张、痉挛,减少炎性水肿渗出,促进炎性渗出物的吸收、消散,消除疼痛)。

⑦推法、散法、拍法:推法宜从痛端推向不痛端(自痛点向上推),散法、拍法则痛点施术,力度以患者感觉舒适为宜,5分钟或至病位温热。具有散瘀止痛的作用(目的在于改善、加快微循环,促进炎性渗出物的吸收、消散,消除疼痛)。

(3)其他疗法:参照腰背肌筋膜炎。

(4)针灸治疗

①针刺

取穴:腰$_3$、腰$_4$、腰$_5$夹脊、大肠俞、腰眼。

操作:针刺1.5~2.0寸,针至肌肉深层,若触及到条索状筋结则予雀啄刺,针刺得气后施予平补平泻手法。

②艾灸

取穴:腰$_3$、腰$_4$、腰$_5$夹脊、大肠俞、腰眼。

操作:采用温针灸,每穴施灸1~2壮;隔姜灸20~30分钟。

③拔罐

取穴:大肠俞、腰眼、肾俞、阿是穴。

操作:闪罐至皮肤潮红后留罐10分钟。

第十一讲　肌肉劳损型椎间盘突出症

④皮肤针

取穴：阿是穴（臀部上方）。

操作：臀部上方皮肤感觉迟钝者，选皮肤针，用中、重度刺激，叩之皮肤出血，并加拔火罐。

⑤火针

取穴：腰$_3$、腰$_4$、腰$_5$夹脊、大肠俞、腰眼。

操作：选用中、粗火针，每穴1～2点，刺入0.2～0.3寸，速进速出，或予留针。

5. 功能锻炼

(1) 腰背肌筋膜炎锻炼方法均可用。

(2) 滚床法：患者仰卧床上，屈膝屈髋且双手抱膝，使大腿前侧尽量贴近腹壁，头颈尽量前屈靠近膝关节，做往返滚动。

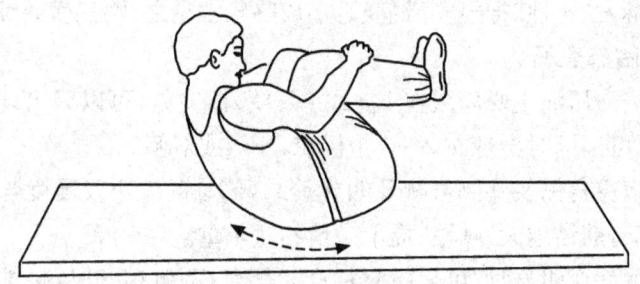

图119　滚床法

以上两症如不及时治疗，患者竖脊肌力量会逐渐下降，对椎间盘的保护力度随之下降，椎间盘蜕变的速度会很快，轻度膨出可以很快发展成突出、脱出，从单纯的肌肉劳损型，迅速加重而演变成脊神经型或椎管狭窄型。

（三）腰三横突周围炎

1. 基础解剖

腰椎共5节，腰椎的功能活动主要由下腰段完成，第3腰椎横突最长（其次是腰$_2$、腰$_4$），附着的肌肉最多，在维持腰段脊柱稳定时，负重最大，劳损的机会相对最多，故称为"腰三（腰二、腰四）横突周围炎"或"第

3 腰椎横突周围炎"。

在腰椎横突上、后、侧方主要附着有竖脊肌、腰方肌；前、侧方主要附着有腰大肌。两组肌肉相互拮抗、相互协调，维持脊柱腰段的稳定。

当椎间盘蜕变，脊柱内稳定减小时，肌肉外稳定负荷加大，急性期在肌腹或肌肉附着处出现无菌性炎症，病久在肌肉附着点（即横突部位）继发纤维化、粘连，形成"筋结"。

2. 病理

病变早期，主要是肌肉附着点出现轻微牵拉伤，局部水肿、渗出，产生无菌性炎症；后期病情迁延不愈，则在肌肉附着处（即横突部位）继发纤维化、粘连，形成"筋结"，导致肌肉有效长度变短，受牵拉几率上升，从而形成恶性循环。

此病迁延不愈，病变处"筋结"会不断变大、变硬，可以刺激相邻脊神经而继发"干性"神经刺激症状，形成临床常见之"腰三横突综合征"。

3. 临床表现

疼痛。压痛主要局限在 L_3（或 L_2、L_4）横突处，可以只出现在一个横突，也可以同时出现在 2～3 个横突，一侧或双侧。

在横突背侧及外侧可触及明显筋结，筋结的大小及硬度与病情的轻重相关，筋结越大、越硬，提示病情相对越重。

一侧病变明显时，可牵拉脊柱产生侧弯；两侧病变时，腰椎生理曲度出现变小或消失。

无神经放射痛。

影像学特征与腰背肌筋膜炎一致。

4. 治疗

(1)治疗原则：软坚散结、舒筋通络止痛。

(2)手法治疗

①滚法：在痛区施术，手法轻柔和缓，5～10 分钟，至病位深层有温热感。具有温经通络、行气活血的作用（目的在于加快局部血液循环，以利于后期松解粘连类手法引发的水肿、渗出能够及时吸收、消散）。

②揉法：指揉法，以痛点为中心，手法轻重以患者感觉舒适为度，至紧张、僵硬的肌肉放松。具有解痉止痛，软坚散结的作用。

③弹拨法：施用在筋结之上，3～5 分钟，手法轻重以患者能耐受为

第十一讲 肌肉劳损型椎间盘突出症

度。后侧筋结多采用俯卧位;侧面筋结多采用侧卧位;前面筋结可以采用仰卧位。牢记"治筋十取其一"原则(即有十份粘连,每次只分解一份;避免由于分解的粘连过多,产生大量的、不能被完全及时吸收的、由于手法使用过度而引发的医源性水肿,避免形成二次粘连)。目的在于分解粘连,软坚散结,通络止痛。

④按推法、推法:施用在筋结之上,按推的方向是从痛端推向不痛端。具有散瘀止痛的作用。

⑤点按法:选取阿是穴、腰夹脊穴、肾俞、气海俞、大肠俞、志室、跗阳、申脉、京门等穴,每穴3次,得气为度。具有解痉止痛的作用。

⑥被动运动法

腰椎侧卧定位扳法:右侧卧位为例。患者侧卧床上,面向床外,双下肢伸直、并行。医者与患者相对而立。医者左手中指置于所要扳动的椎体之上,右手使患者(位于上面的)下肢慢慢屈膝屈髋(注意内踝一定要在另一下肢的内侧中线上移动,不宜偏离)。使患者脊柱的屈伸轴心缓慢上移,当屈伸轴心位于左手中指所按的椎骨时,固定下肢,使其不再屈伸。医者以右前臂按压在患者的臀部,并牵拉躯干下部连同下肢内旋,同时用中指指腹接替左手中指指腹按压在所要扳动的椎骨上;医者用左肘及左前臂抵按患者上臂,并使患者躯干上部连同头颈慢慢后仰、外旋,使躯干旋转轴心逐渐下移,当旋转轴心到达病位时(医者右手中指指腹能够感觉到动感),短瞬加力,即可听到关节弹响。医者右手中指指腹同时能够感觉到椎骨错动。

主要目的在于尽量适度牵拉开由于肌纤维粘连而短缩的肌肉,松解粘连、软坚散结。

扳腿推腰法:患者俯卧,医者一手以掌根做着力点,按压在病位;另一手握持患侧膝关节上方,双手同时反向用力,使躯干及患侧下肢过伸。也可侧卧施术。患者侧卧,伤肢在上。医者一手推按病位;另一手握持患侧踝关节,双手同时反向用力,使躯干及患侧下肢过伸。反复两次。

主要目的是牵拉椎骨横突前侧的肌肉、韧带,松解粘连。

被动运动法可以有效松解粘连,牵拉由于相互粘连而挛缩变短的肌纤维、肌肉、韧带,使其恢复固有长度。

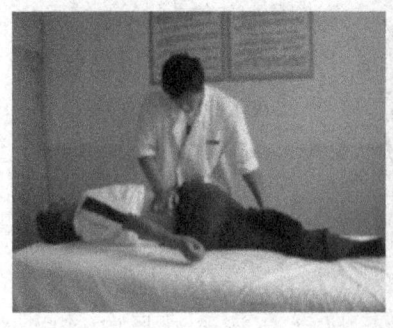 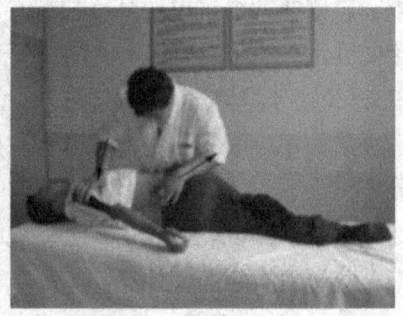

图 120　腰椎旋转复位扳法

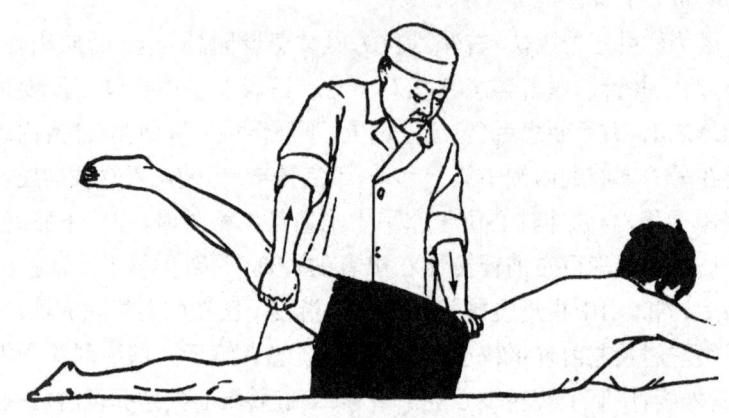

图 121　扳腿推腰法

⑦指颤法：选取阿是穴，20分钟以上，至指尖下出现轻度灼热感或至疼痛明显减轻。

目的在于改善肌肉的固有紧张状态，缓解、消除肌肉的紧张、痉挛，减少炎性水肿渗出，并促进炎性渗出物的吸收、消散，消除疼痛。

⑧散法、拍法：痛点施术，5分钟或至病位温热，可以改善、加快微循环，促进炎性渗出物的吸收、消散，消除疼痛。

(3)针灸治疗

①针刺

取穴：肾俞、气海俞、大肠俞、阿是穴（第2、第3、第4腰椎横突处）

操作：单侧患病以单侧取穴为主，若双侧患病及后期出现脊柱侧弯

第十一讲　肌肉劳损型椎间盘突出症

时,应双侧取穴。直刺1.5～2.0寸,若触及到条索状筋结则予雀啄刺,针刺得气后施予平补平泻手法。

②艾灸

取穴:肾俞、气海俞、大肠俞、阿是穴(第2、第3、第4腰椎横突处)

操作:每次选用2～3穴,采用温针灸,每穴施灸1～2壮;也可用隔姜灸20～30分钟。

③拔罐

取穴:肾俞、气海俞、大肠俞、阿是穴(第2、第3、第4腰椎横突处)

操作:闪罐至皮肤潮红后留罐10分钟。

④火针

取穴:肾俞、气海俞、大肠俞、阿是穴(第2、第3、第4腰椎横突处)

操作:选用中、粗火针,每穴1～2点,刺入0.2～0.3寸,速进速出,或予留针。

(4)其他疗法:参照腰背肌筋膜炎。

5. 功能锻炼

(1)腰背肌筋膜炎锻炼方法均可用。

(2)滚床法:(详见前)。

(3)旋腰法:站立位,做腰椎旋转运动;或仰卧位,在主动前屈基础上,附加腰椎旋转运动;或俯卧位,在主动后仰的基础上,附加腰椎旋转运动。

以上运动均要求以病位为运动轴心,以患者能耐受为度(包括疼痛能耐受及强度能耐受)。经以上治疗及锻炼,5次见效,10次明显见效,20次左右可愈。

(四)腰三横突综合征

由腰三横突周围炎发展、演变而来,腰三横突周围炎失治、误治,局部水肿未能吸收、消散,反而继发纤维化、粘连,导致肌肉的有效弹性长度缩短;在随后的躯干运动中,由于肌肉的有效弹性长度变短,这些粘连被不断的重新撕裂,形成新的急性损伤,局部水肿、渗出;这些炎性水肿难以完全吸收、消散,又不断的继发纤维化、粘连,呈现恶性循环,形成更大的筋结。

"筋结"占位之后,可以刺激与之相邻的神经,从而诱发神经症状出现,构成"腰三横突综合征"。由于第 3 腰椎周围的神经主要参予组成腰丛,所以"腰三横突综合征"的神经症状主要表现在腰丛。

1. 基础解剖

相关的腰丛知识见前。

2. 临床特征

除具有腰三横突周围炎的典型症状,即一侧或两侧的 L_3(L_2、L_4)横突疼痛、压痛、可触及筋结以外,兼见腰丛神经干性刺激症状。

因为腰丛神经分支主要有六条,所以患者神经放射痛出现的部位、表现也各有不同。

(1)髂腹下神经受到刺激时,神经症状出现在同侧腹壁皮肤,主要是皮肤的感觉异常,如感觉迟钝、减退或过敏(患者多在洗澡时发现)。

(2)髂腹股沟神经受到刺激时,皮肤的感觉症状出现在腹股沟(极少引起患者注意,以此为主诉就医者很少)。

(3)生殖股神经受到刺激时,可以出现排尿无力(没劲),尿线细,尿不尽(尿不干净);同时可以出现排大便无力(大便并不干结,只是排出时用不上力,稍稍使用上一些润滑剂如开塞露等即可自行滑出)。

(4)闭孔神经受到刺激时,可以出现大腿内侧皮肤感觉障碍,同时可以出现大腿内收肌无力(下肢内收乏力),严重时可以见到肌肉萎缩。

(5)股外皮神经受到刺激时,大腿外侧皮肤出现疼痛、麻木;或出现感觉减退;或出现"蚁行感"。髂胫束可以出现僵硬、酸胀、疼痛不舒,推之触及筋结(注意与单纯的髂胫束劳损区别,后者没有腰部症状)。

(6)股神经受到刺激后,大腿前侧皮肤出现疼痛、麻木或感觉迟钝、消失;股四头肌肌张力下降(触之松软),肌力下降(主要表现为伸膝无力,上下台阶时尤为明显),甚至出现肌肉萎缩。

3. 治疗与锻炼　参照腰三横突周围炎及髂胫束劳损。

(五)横突棘肌劳损

1. 基础解剖

横突棘肌位于竖脊肌之棘肌的深层,又可细分为三层,由浅入深,分别为半棘肌、多裂肌和回旋肌(图 27)。横突棘肌受脊神经后支

第十一讲 肌肉劳损型椎间盘突出症

支配。

(1)半棘肌:位于棘肌的深面。按部位分为头、颈、背半棘肌。起于第2颈椎至第12胸椎横突,肌纤维向上内方,止于枕部上项线及颈椎、胸椎棘突。

(2)多裂肌:位于半棘肌深层。起于骶骨背面、所有胸椎、所有腰椎椎体横突及第4～第7颈椎关节突,肌纤维向上内方,止于颈$_2$以下所有椎体棘突。

(3)回旋肌:位于多裂肌深层。起于下位椎体横突,肌纤维斜向上内方,止于上位椎体棘突。

横突棘肌单侧收缩可使脊柱向同侧侧屈、回旋;双侧同时全部收缩可使脊柱后伸;双侧部分收缩可维持脊柱正常姿势。在一般情况下,脊柱的回旋运动主要由远离(纵向)运动轴心的竖脊肌、腰方肌、腹肌等完成,横突棘肌负重相对较小,损伤几率不大(同理,腰$_3$横突周围炎常见)。但当脊柱旋转角度过大时(如打高尔夫球的转身动作),横突棘肌可以受到牵拉,损伤在所难免。

腰部损伤时,主要涉及多裂肌及回旋肌。

2. 病因病理

脊柱旋转角度过大(如击打高尔夫等旋腰动作)或脊柱失稳,可以损伤上述肌肉(急性或慢性),引起局部水肿、渗出,并继发纤维化、粘连,导致肌肉有效长度下降;当脊柱再次大幅度旋转时这些肌肉受到牵拉,引起新的急性损伤,并再次纤维化、粘连,形成恶性循环。

3. 临床特征

腰痛,一侧多见,可出现在任意节段。疼痛及压痛点多位于横突后侧、棘突外侧(相当于"夹脊穴",距离横突尖相对较远)。压痛深在,俯卧时不易触及,侧卧旋腰(上半身后仰,下半身前屈)姿势下相对容易找到。除久坐、久站姿势下腰痛外,在极度旋转脊柱(如打高尔夫球)时有明显的牵拉疼痛感,患者常常因此不敢做上述运动(否则疼痛加剧)。

可以单独为病,也可以合并有腰$_3$横突周围炎(或在腰$_3$横突周围炎治疗后的缓解过程中发现)。影像学无明显特征。

4. 治疗与锻炼

(1)针灸治疗

①针刺

取穴:相应节段的夹脊

操作:以患侧取穴为主,兼取健侧1~2个穴位;直刺1.5~2.0寸,针刺得气后施予平补平泻手法。

②艾灸

取穴:肾俞、大肠俞、相应节段的夹脊

操作:采用温针灸,每穴施灸1~2壮;也可用隔姜灸20~30分钟。

(2)其他治疗与锻炼:参照腰₃横突周围炎。

(六)棘突骨膜炎

1. 基础解剖

椎体棘突除附着有椎旁肌肉外,还附着有许多韧带(如棘上韧带、棘间韧带等),是脊柱上重要的受力点,在维持脊柱稳定时,起到重要作用。当脊柱前屈在90度以内时,稳定脊柱的力量主要来源于竖脊肌;一旦脊柱前屈大于90度,脊柱稳定主要依赖于棘上韧带、棘间韧带。90%以上的椎旁韧带损伤来源于棘上韧带。

2. 病因病理

脊柱突然过度前屈(大于90度)时,棘突作为韧带的附着处,受力急剧加大且集中,可以出现急性损伤(棘上韧带急性牵拉伤),由于此处位置表浅且韧带血液循环相对不丰富,水肿、渗出难以及时完全的吸收、消散,更容易继发纤维化、粘连,形成慢性劳损。病变局部以纤维化、粘连为主要病理特征,可以兼见急性炎性反应。

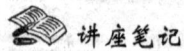
讲座笔记

> "筋伤"病急性损伤时不伴有慢性劳损,但慢性损伤时可以伴有急性损伤。也就是说,急性炎性水肿时不可能伴有纤维化、粘连,但慢性纤维化、粘连时可以伴有急性炎性水肿(系新的牵拉引起)。

3. 临床特征

疼痛、压痛局限在棘突尖上或近旁,可触及条索状或结节状筋结,

第十一讲 肌肉劳损型椎间盘突出症

质地软硬不一,与病情轻重成正比。

脊柱过度前屈时可以引起牵拉疼痛,后仰时无不适感,但如果筋结过大、过硬,在后仰时有支撑感或挤压痛。

影像学无明显特征,偶尔可以见到棘突周围韧带钙化。

多见于一个椎骨,也可以同时出现在多个椎骨。需要与"类风湿性关节炎"鉴别(后者"类风湿因子"等检查多呈阳性)。

4. 治疗

(1)治疗原则:软坚散结、通络止痛。

(2)手法治疗

①滚法:痛区施术,以痛点为中心,至局部温热。具有温经通络的作用。

②揉法、弹拨法、按推法:痛点或筋结之上施术,先揉再弹后按推,依序而做。手法讲究轻柔和缓,时间、力度要求恰到好处。具有软坚散结的作用。因为此处皮下组织薄弱,用力太大或时间太长,容易导致分解的粘连过多,引发大量的、不能及时、完全吸收、消散的水肿,得不偿失。

③前屈位定点旋转扳法:以右旋为例(图122)。患者正坐凳上,一助手自患者前方固定患者双下肢。医者侧站患者身后,丁字步站好,左脚在前,右脚在后。医者左手以拇指置于患者脊柱所要扳动的棘突之上,不要太用力,右手自患者右腋下穿过,置于患者颈后。医者右手先慢慢加力,使患者脊柱逐渐前屈,此时患者脊柱屈伸轴心将逐渐下移,当脊柱屈伸轴心恰恰位于所要扳动的棘突之上,医者左手拇指有动感时,医者右手牵引患者脊柱匀速水平右旋(注意右旋过程中不能使脊柱屈伸角度改变,否则脊柱屈伸轴心会发生改变,影响疗效),即可使相应椎体产生预想的错动(医者左手拇指下能够感觉到,同时或可以听到轻微的弹响)。

此手法的操作要点是:一是左手拇指定位并注意体会;二是使脊柱慢慢前屈,至屈伸轴心位于病位时停止;三是牵引脊柱匀速水平旋转,牵引的手是动力源,按在棘突(病位)上的手只是体会屈伸轴心是否到位及椎骨是否错动,始终不曾用力。

④指颤法:选用指颤法,操作15分钟。具有散瘀止痛的作用。

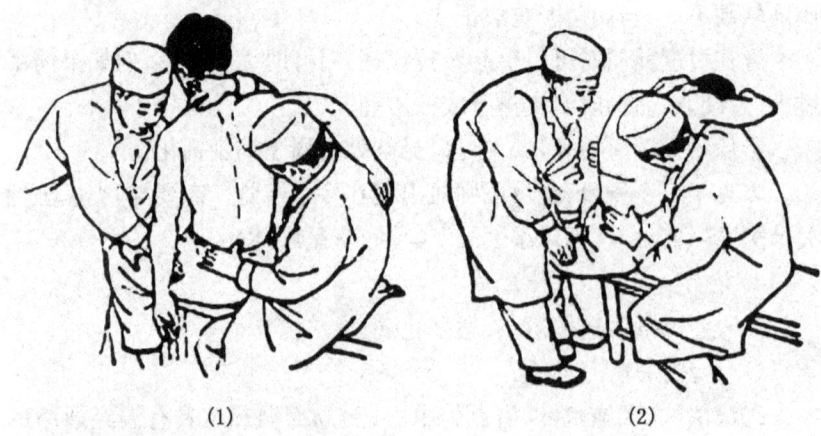

图 122 腰椎旋转定位扳法

(3)针灸治疗

取穴：阿是穴（棘突尖或近旁）

操作：患侧取穴，直刺 1.2～1.5 寸，针刺得气后施予平补平泻手法。加用温针灸，每穴施灸 1～2 壮。

(4)其他疗法：患处可中药外敷或外贴膏药，如"701"跌打止痛药膏、麝香壮骨膏、穴位敷贴等。

5. 调养

(1)避风寒。

(2)养成良好站姿、坐姿，避屈脊柱前屈位久站、久坐。

(3)加强腰背肌锻炼，提高自我保护能力。

（七）腰骶关节劳损

1. 基础解剖

腰骶关节即指 L_5 与 S_1 形成的关节。

脊柱前屈超过 90 度时，竖脊肌维持脊柱稳定的作用下降，此时，脊柱的稳定主要由椎旁韧带、椎间盘、椎间关节等完成。L_5、S_1 处的韧带恰恰处于脊柱运动灵活与微动的转折点（腰椎运动灵活而骶骨运动相对较小），平时受力较大，损伤几率高。

棘上韧带远离脊柱运动轴心，损伤几率高；棘间韧带较棘上韧带韧

第十一讲 肌肉劳损型椎间盘突出症

性差,常与棘上韧带同时为病(并常常伴有竖脊肌劳损,即腰骶髂三角损伤)。

2. 病因病理

以棘上韧带、棘间韧带的慢性无菌性炎症为特征,常伴有纤维化、粘连。

3. 临床特征

①疼痛及压痛以 L_5、S_1 处明显,压痛深在。

②叩击痛阳性,但无下肢放射痛。

③患者平时喜欢以下蹲动作代替弯腰动作(减少腰骶关节运动,避免诱发疼痛)。

④仰卧屈髋试验(图123)阳性。患者仰卧,双下肢并拢,屈膝屈髋。医者双手分别按压患者膝关节(或医者以前臂横压双侧膝关节下方胫骨),使之尽量屈膝屈髋(膝近其腹部),诱发或加重腰骶关节疼痛者为阳性。仰卧屈髋试验阳性提示腰骶关节存在病变。

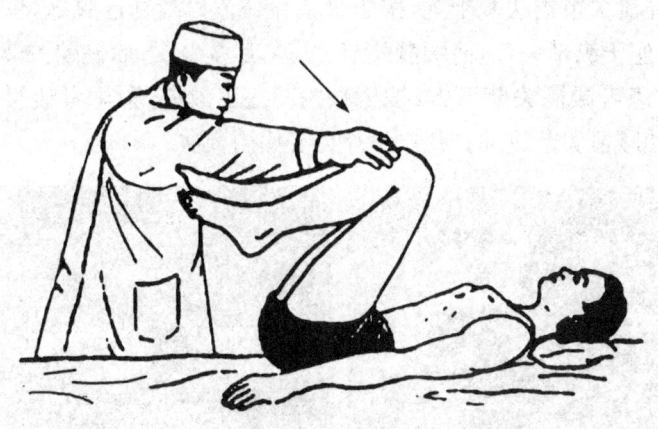

图123 屈膝屈髋试验

⑤坐、立位弯腰试验阳性。患者先直立做弯腰前屈动作,再坐位做弯腰前屈动作,均感疼痛者提示腰骶关节有病变(如直立弯腰前屈时疼痛,但坐位弯腰前屈时不痛,提示骶髂关节有病变)。

⑥X线片可见到腰骶自然弧度消失,或者出现折角。

4. 治疗

(1)治疗原则：温经散寒、通络止痛。

(2)手法治疗

①滚法：痛区施术，痛点为中心，至局部温热。具有温经通络的作用。

②揉法：指揉或肘揉，时间、力度要求恰到好处（此处皮下组织薄弱，用力太大或时间太长，容易引发新的水肿，得不偿失）。

③按法：选取十七椎、夹脊、关元俞、肾俞、委中、跗阳、申脉、京门。每穴按3次，得气为度。

④被动运动法：被动运动法的目的是牵拉挛缩的韧带伸展。包括前屈位定点旋转扳法、屈膝屈髋按压法（双腿）。

前屈位定点旋转扳法见前述。

屈膝屈髋按压法（双腿）：患者仰卧，双腿并拢，屈膝屈髋（图124）。医者立于一侧，一手握持双下肢踝关节，另一前臂横压患者膝关节下方胫骨；在髋关节摇法基础上，按压患者膝关节尽量贴近腹部（保持下肢纵轴与躯干纵轴一致，使腰骶关节过屈），反复2次；原握踝关节之手变拳垫在患者腰骶关节下方，按压膝关节之手放松，嘱患者慢慢伸直下肢，并使腰骶关节过伸。每次治疗反复使用2次。

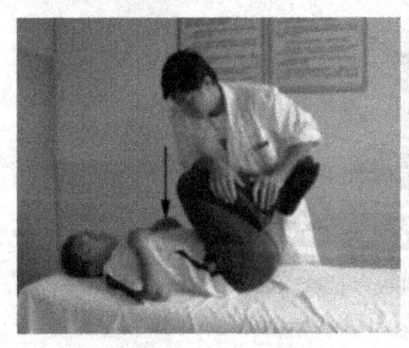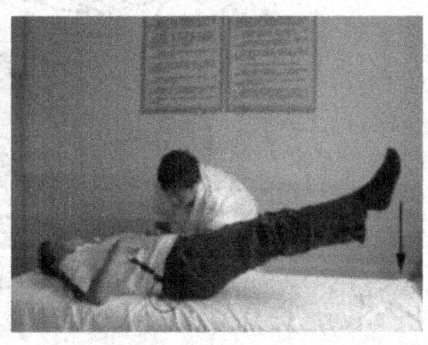

图124　双腿屈膝屈髋按压法

⑤擦法：擦督脉腰骶段、横擦腰骶（关元俞、夹脊、十七椎、夹脊、关元俞）。

⑥拍法：痛点（十七椎）施术，5分钟或至病位温热。

(3)针灸治疗

取穴:十七椎、腰阳关、关元俞

操作:十七椎、腰阳关直刺 0.5~1.0 寸,关元俞直刺 1.0~1.2 寸,针刺得气后施予平补平泻手法。再加用温针灸,每穴施灸 1~2 壮;或用隔姜灸 20~30 分钟。

(4)其他疗法:可外敷膏药、中药外敷等。

5. 调养

(1)五点支撑、三点支撑、燕飞。

(2)滚床。

(3)仰卧起坐。

第十二讲 脊神经根型椎间盘突出症

主要因椎间盘向侧后方突出,直接刺激、压迫脊神经根引起。

椎间盘向侧后方突出较大时,除引发脊柱失稳、肌肉劳损外,侧后方突出还可以直接刺激、压迫脊神经根,引起脊神经症状,从而形成"既有腰痛,又有根性神经放射痛"的临床特征。

(一)椎间盘侧后方突出的分型

1. 单侧型

椎间盘向左后方或右后方突出,只刺激、压迫一侧的脊神经,只出现一侧肢体的神经症状。临床常见。

2. 双侧型

椎间盘向双侧突出,刺激、压迫双侧的脊神经,出现双侧肢体的神经症状。临床少见,注意与正后方突出鉴别。

需要强调的是,本病双侧的神经症状来源于椎间盘的机械性刺激、压迫,而这种刺激、压迫很难形成对称性。所以,椎间盘突出(不论是单纯的侧后方突出还是正后方突出)引起的双侧脊神经症状,一般是一先一后,一轻一重,很难形成双侧对称;并且随着病情的加重及减轻,轻重程度可以出现相应变化,也可以出现双侧交替(原来重的一侧变轻,轻的一侧变重)。

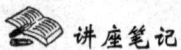
讲座笔记

> 一旦出现双侧肢体对称性脊神经症状,应注意考虑其他病变,如神经根炎(或高血压、糖尿病)等。

第十二讲 脊神经根型椎间盘突出症

(二)临床表现

1. 症状

(1)病史:有急性扭伤病史(或慢性腰痛突然加重病史),或有受寒、久坐、劳累等病史。

(2)腰痛:腰痛突然发作或慢性轻微腰痛突然加重,并且一定具备其一,也就是说,一定要有腰痛。疼痛的位置与椎间盘突出的位置一致。

脊神经根型腰椎间盘突出症绝对不可能没有腰痛症状。此腰痛既可以来源于脊柱失稳后引发的肌肉劳损;也可以来源于根性神经放射痛,即脊膜支及后支支配区的放射痛。

(3)根性神经放射痛:因为腰椎间盘侧后方突出刺激、压迫的是脊神经根,所以脊神经的几条主要分支(返回支、交感支、后支、前支)都会出现相应的神经症状,在临床上,以前支症状最常见、最典型。

由于椎间盘突出的位置不同,刺激的脊神经不同,而不同节段的脊神经前支参予组成的神经丛不同,所以,临床上脊神经前支放射痛出现的部位也各不相同(详见脊神经部分)。

$L_1 \sim L_4$ 脊神经前支主要参予组成腰丛,所以当 L_1、L_2,L_2、L_3,及 L_3、L_4 椎间盘突出时,主要刺激腰$_2$、腰$_3$、腰$_4$ 神经,前支神经症状主要出现在腰丛,且以股神经、闭孔神经症状常见。

股神经、闭孔神经主要临床症状为:大腿内侧、前侧皮肤麻木、疼痛或感觉迟钝、消失;内收肌群、股四头肌疼痛、乏力(肌力下降),肌肉萎软(肌张力下降);病久可见肌肉萎缩;仰卧位时患肢外旋,直腿抬高(或走路上台阶)时股四头肌疼痛、乏力明显,甚至不能完成。

L_4 以下脊神经前支主要参予组成骶丛,所以当 L_4、L_5,L_5S_1 椎间盘突出时,主要刺激腰$_5$、骶$_1$ 神经,前支神经症状主要出现在骶丛,且以臀上神经、臀下神经、坐骨神经症状最常见。

臀上神经受到刺激时,主要表现为臀中肌部位疼痛;局部可以触及条索状筋结,质硬,压痛明显;病久出现肌肉萎缩(双侧臀部不对称),下肢外展受限(注意与单纯的臀中肌损伤鉴别)。

臀下神经受到刺激时,主要表现为臀大肌部位疼痛、压痛,可以触摸到大小不一、软硬不同的条索状筋结；病久出现肌肉萎缩，下肢后伸受限（注意与单纯的臀大肌损伤鉴别）。

坐骨神经受到刺激、压迫较重时，其典型症状表现为：腰痛，并且沿坐骨神经走行放射至足部，在咳嗽、打喷嚏、解大便等能够引起腹压升高的情况下，症状可以被诱发或加重（多数情况下患者常事先手扶痛点或选择好体位以求疼痛减轻）。患者不能久坐、久站（多数情况下坐比站疼痛更重）；卧位时疼痛相对最轻，喜侧卧，且伤肢在上，呈屈膝屈髋位，膝关节内侧喜欢用枕头或被子等物品支撑（此体位时腰大肌、梨状肌处于相对松弛状态，对神经干的刺激相对较小或没有）。仰卧位时，患者喜欢在膝关节后方用软物适当支撑，保持屈膝屈髋位以求疼痛轻微（此体位时椎间盘承受压力最小）。患肢大腿后侧（坐骨神经走行线，相当于足太阳膀胱经承扶、殷门、委中）及小腿后侧（胫神经支配区，相当于足太阳膀胱经承筋、承山、昆仑等）、前外侧（腓深神经支配区，相当于足阳明胃经）、外侧（腓浅神经支配区，相当于足少阳胆经）疼痛、麻木或皮肤感觉迟钝、消失；肌张力、肌力下降，甚至出现肌肉萎缩（表现为伸踝无力及足下垂、足内翻）。

由于坐骨神经及其分支分布线路较长，(腓)神经位置表浅，感觉灵敏，所以小腿神经症状在临床上出现早但消失最慢。

（应注意与其他病因引起的坐骨神经痛相鉴别）

由于腰椎的功能活动主要由下腰段完成，所以临床上以 L_4、L_5、S_1 椎间盘突出几率最多，骶丛神经（坐骨神经）放射痛出现最常见。

但这并不意味着 L_1、L_2，L_2、L_3，及 L_3、L_4 不存在椎间盘突出症，只是出现几率相对较小而已。

（4）自主神经症状：由于脊髓 $L_{1\sim3}$ 及 $S_{2\sim4}$ 节段的脊神经由自主神经参予，因此，相应节段椎间盘突出时，可以伴有腹腔自主神经功能紊乱症状，临床上以腹胀、便秘最为常见。

（5）腰椎功能活动受限：椎间盘是腰椎功能活动的轴心，而椎旁肌肉是脊柱运动的动力源，当运动轴心及动力源均出现问题时，腰椎的活动肯定会出现障碍。

脊柱运动时椎间盘所承受的压力增加，髓核突出加剧，加大了对脊神经根的刺激、压迫。为了避免这一情况出现，脊柱呈现保护性抑制，

第十二讲　脊神经根型椎间盘突出症

从而出现"强迫"体位。

由于椎间盘突出的节段、方位、程度均不相同,所以强迫体位的姿势也各不相同。

(6)脊柱侧弯:椎间盘侧后方突出刺激脊神经时,突出物有时位于神经根内侧,有时位于神经根外侧(图125~图126)。

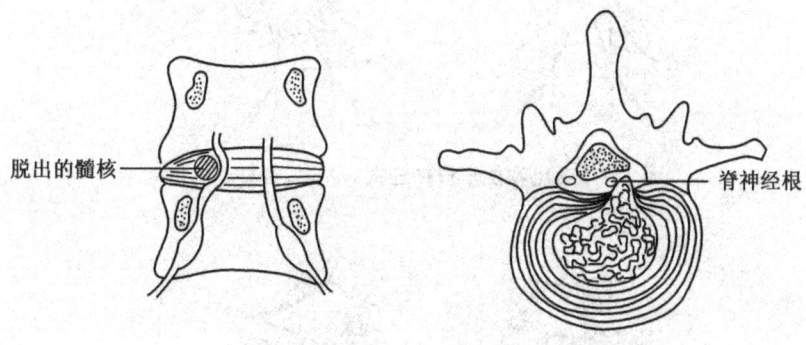

图125　突出物位于脊神经根外侧

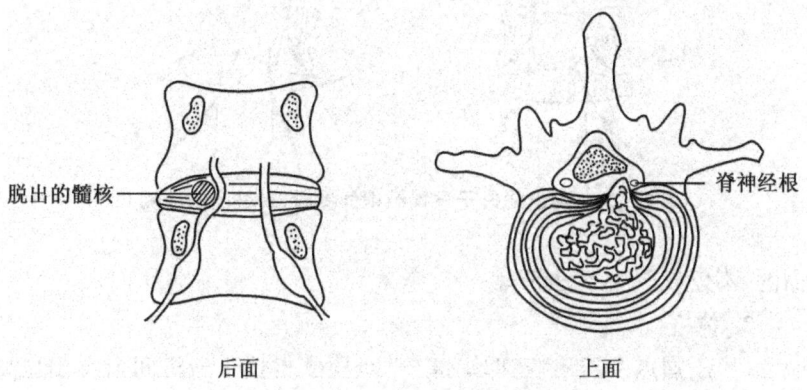

图126　突出物位于脊神经根内侧

为了使脊神经尽可能逃离突出物的刺激,脊柱出现保护性侧弯,当突出物位于神经根内侧时,脊柱凸向健侧;突出物位于脊神经外侧时脊柱凸向患侧(图127~图128)。

由于维系脊柱稳定的基本结构(椎间盘、椎旁肌肉、韧带等)等均出现失衡,所以脊柱的正直肯定会受到影响,引起脊柱侧弯的原因是多方

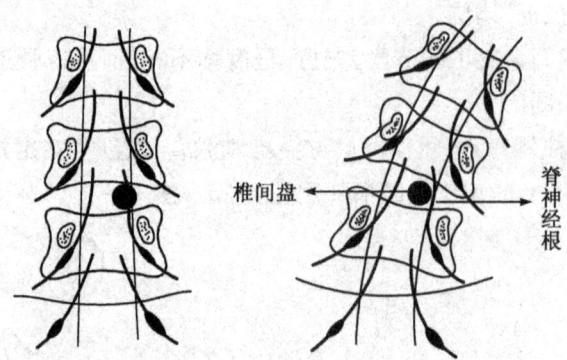

图 127 突出物位于脊神经根内侧时,脊柱凸向健侧

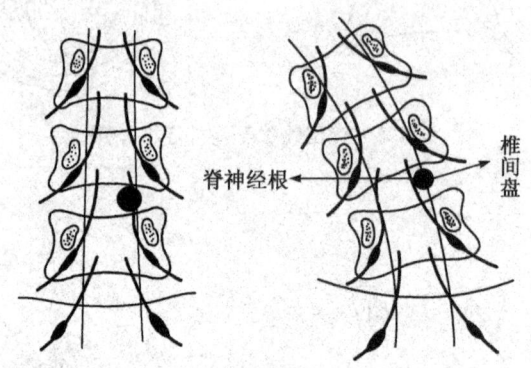

图 128 突出物位于脊神经根外侧时,脊柱凸向患侧

面的,不仅仅取决于椎间盘。

2. **体征**

(1)压痛点及压串痛、叩串痛(＋):压痛点位于与椎间盘突出位置相应的"夹脊穴",且压串痛(＋)、叩串痛(＋)。(据此可以与单纯的肌肉急性损伤及慢性劳损区别,后者没有压串痛、叩串痛)。

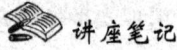 讲座笔记

> 压串痛、叩串痛(＋):即用力按压或适度叩击压痛点时,疼痛从压痛点沿神经走行放射至末梢。

第十二讲 脊神经根型椎间盘突出症

（2）屈颈试验（＋）：患者仰卧床上，医者一手按压患者胸骨，使脊柱不能抬离床面，另一手托扶患者枕部，使患者尽量屈颈，下颌接近胸骨，引起疼痛自压痛点沿神经走行放射至末梢者为阳性（图129）。

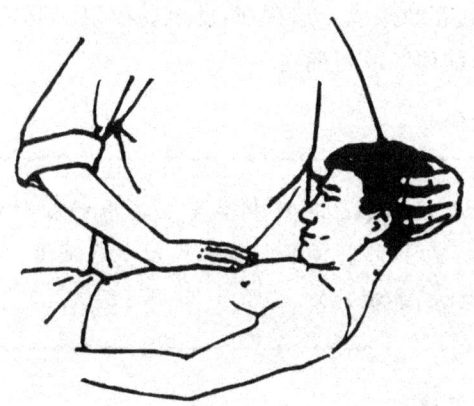

图129　屈颈试验

此试验使脊髓在椎管内向上轻度位移，牵拉神经根从椎管外向椎管内移动，正常情况下无任何不适感。但如果有物体与神经根发生摩擦，则引起神经放射痛出现。

📖 讲座笔记

> 此试验阳性，提示有物体与神经根相互摩擦，但不确认此物体的性质（可以是椎间盘，也可以是肿瘤、异物等）。

（3）直腿抬高试验（＋）、直腿抬高加强试验（＋）、克尼征（＋）

①直腿抬高试验：患者仰卧，双下肢伸直置于床上。健侧不动，以髋关节为运动轴，患肢膝关节伸直并尽量向上抬起，正常时抬高角度可超过60度，且无任何不适感，为阴性。

在下肢抬高角度在60度之内引发或加重疼痛（自压痛点沿神经走行放射至末梢）者，为阳性。若下肢抬高角度在30度以内诱发疼痛，为强阳性。患者通常因为疼痛及放射痛存在而不敢继续抬高患肢，使下肢抬举高度局限在一定范围内。

直腿抬高试验与屈颈试验的意义相似。直腿抬高时,牵拉脊神经自椎管内向椎管外轻微移动,正常情况下不引起疼痛。但如果有物体与脊神经根之间有摩擦或压迫存在,此试验可以引起脊神经根与压迫物摩擦,从而引起神经放射痛。

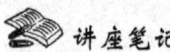讲座笔记

> 此试验阳性,同样提示有物体与神经根相互挤压,但不确认此物体的性质,可以是椎间盘,也(可以是肿瘤、异物等)。

讲座笔记

> 由于直腿抬高试验是通过患者主动抬腿实现的,所以,任何只要能引起患者主动抬腿时感觉到疼痛或疼痛加剧的病症,都可能导致该动作不能完成,形成所谓的"假阳性"。常见病症如髋关节脱位(运动轴有问题),股骨骨折(运动杠杆有问题),股四头肌及内收肌、髂腰肌损伤(运动的动力源有问题),腘绳肌损伤(运动动力源的拮抗肌有问题),急性腰扭伤(直腿抬高时腰部肌肉受力增加,加剧肌肉损伤程度)等。但这些病症引起疼痛的位置、性质与真正的直腿抬高试验有本质的区别,"真阳性"的疼痛特点是抬腿时疼痛加剧且从压痛点开始沿神经走行放射至末梢;而"假阳性"疼痛特点是抬腿时疼痛加剧但却始终局限在某一部位而无根性神经放射痛。

所以在临床上,医者要注意询问患者不敢继续抬腿的原因,即疼痛的位置、性质,以免误诊。

②直腿抬高加强试验:患者下肢放松,膝关节自然伸直。医者一手

第十二讲 脊神经根型椎间盘突出症

托扶患者患肢踝关节后方,主动将患侧下肢抬举至痛与不痛之临界点时,再迫使患踝背屈(被动运动),引起疼痛及放射痛出现或加剧者,为直腿抬高加强试验阳性(图130)。

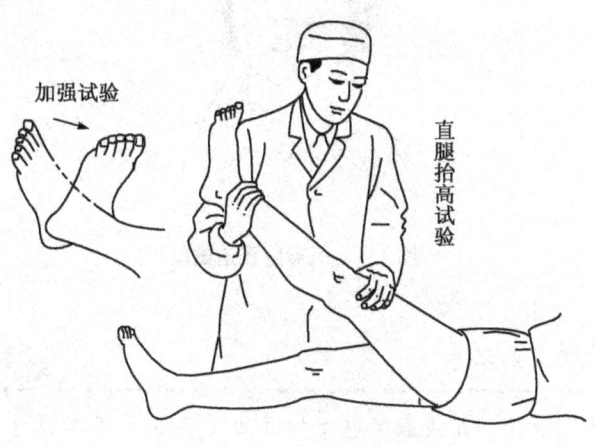

图130 直腿抬高及加强试验

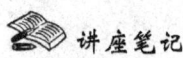 讲座笔记

> 直腿抬高加强试验同样可以牵拉神经根移动,诱发疼痛及放射痛,与直腿抬高试验异曲同工,同时避免了患肢主动运动时可能引起的"假阳性",在诊断椎间盘突出时,较直腿抬高试验临床意义更大。

③克尼氏征:患者仰卧,伤肢在外,健侧下肢自然伸直置于床上。医者一手扶按患侧膝关节,另一手握住患侧踝关节,先使患者患肢屈膝屈髋(均为90度),然后在保持髋关节屈曲不变的情况下,使患侧膝关节慢慢伸直,引发疼痛者为阳性。提示坐骨神经受到牵拉。

(4)颈静脉压迫试验(+)

颈静脉压迫试验:患者仰卧,自然放松。医者一手分别以拇指、食指指腹(或双手拇指指腹)做着力点,按压在患者颈部双侧颈静脉压力感受器上,1分钟左右,诱发或加剧疼痛、放射痛者为阳性(图131)。

中医治疗 腰椎间盘突出症

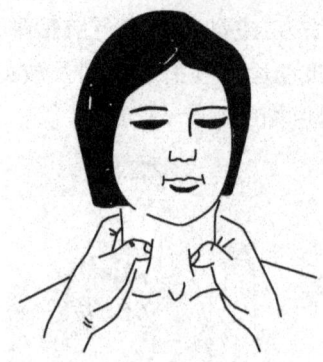

图131 颈静脉压迫试验

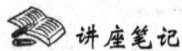 讲座笔记

> 刺激、压迫颈静脉上的压力感受器,可以引起心率加快、血压升高,继而引起颅压及椎管内压力升高,迫使脑脊液自椎管内向椎管外流动。在脑脊液自椎管内向椎管外流动的过程中,推挤神经根随之外移,在正常情况下,无任何不适感。但如果脊神经根在外移过程中与阻碍物发生摩擦,则可以引起脊神经放射痛出现。

此试验阳性,同样提示有突出物与神经根相互摩擦、挤压,但不确认此物体的性质,(既可以是椎间盘,也可以是肿瘤、异物等)。

(5)腹压增高试验(+):通常经过仔细询问患者是否在咳嗽、打喷嚏、用力解大便时疼痛及放射痛加重或被诱发即可确定,不必重复检查。

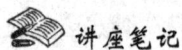 讲座笔记

> 咳嗽、打喷嚏及用力大便等动作可以引起腹压增高,脊柱震荡,增加对椎间盘的压迫,加大对神经根的刺激程度,从而诱发或加重疼痛。患者在预知要咳嗽、打喷嚏时通常首先选择好体位并以手扶按腰部以免疼痛剧烈。

第十二讲 脊神经根型椎间盘突出症

常用的检查方法包括：

①挺腹试验：患者仰卧，以头顶及足跟着力，腰腹部尽量用力，将腰背部抬离床面，引发或加重疼痛、放射痛者为阳性（等同于三点支撑）（图132）。

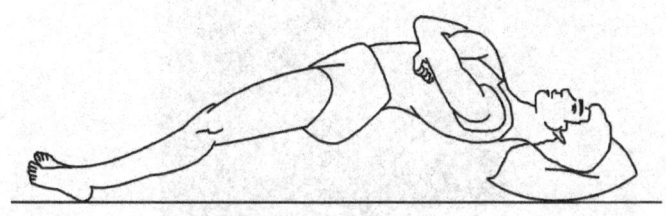

图132　挺腹试验

②床边试验：患者仰卧，健侧置于床上，患侧肢体尽量伸直且垂于床外，引发或加剧疼痛、放射痛者为阳性（图133）。

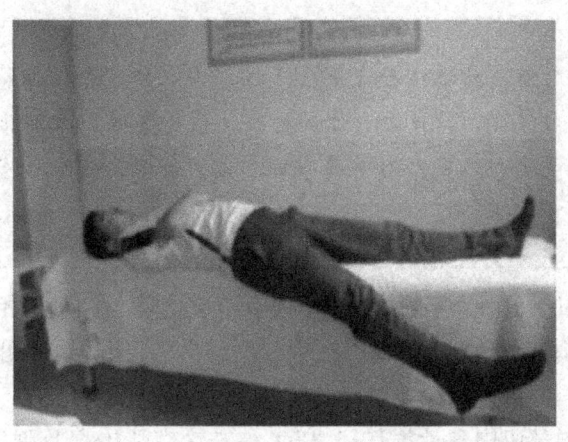

图133　床边试验

③直腿后伸试验：患者直立，健侧着地，患肢尽量伸直后再向后过伸，引发或加剧疼痛、放射痛者为阳性（图134）。

中医治疗 腰椎间盘突出症

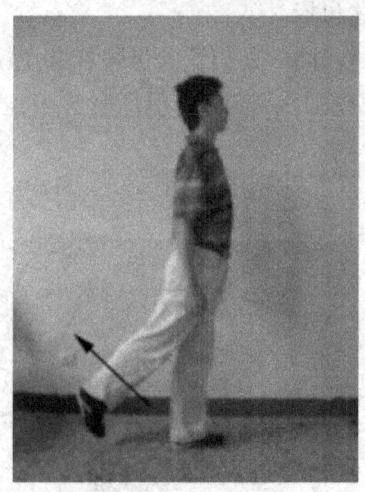

图134 直腿后伸

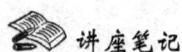

> 腹压增高试验主要是通过肌肉收缩、脊柱振动及运动使椎间隙变小,增加对椎间盘的挤压,增加椎间盘突出的程度及对神经根的刺激、压迫,从而引发或加重症状。

通过以上5种试验阳性,可以确认有突出物与神经根相互摩擦、挤压,(但不确认此物体的性质,既可能是突出的椎间盘,也可能是肿瘤、结核、异物等,可以通过影像学排除肿瘤、结核等)。

单纯腰部肌肉急性损伤时,以上检查除直腿抬高及腹压增高试验阳性外,其他检查为阴性,可以据此区分急性腰部肌肉扭伤及腰椎间盘突出症。

(6)相应神经支配区皮肤感觉障碍:主要是痛觉、触觉减弱。

(7)相应神经支配区肌张力下降,肌力下降或见有肌肉萎缩:可以通过触诊、肌肉抗阻力收缩对比、测量等方法明确结果。

第十二讲 脊神经根型椎间盘突出症

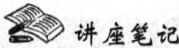

> 通过以上两项检查,配合压痛点位置,可以确定病变出现的部位是在 L_4 以上(腰丛),还是在 L_4 以下(骶丛)。

(8)跟臀试验(ELY 试验):患者俯卧,下肢自然放松。医者使患肢膝关节尽量屈曲,使足跟近臀,引发大腿前侧及内侧疼痛者为阳性。提示股神经或闭孔神经受到刺激(图 135)。

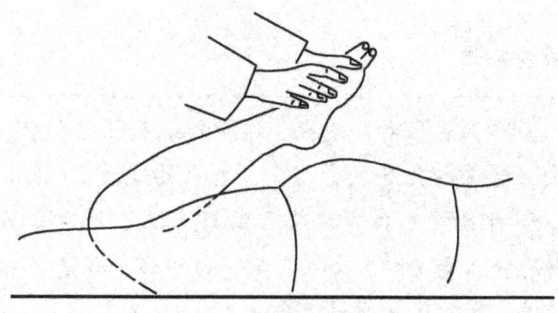

图 135 跟臀试验

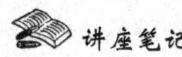

> 此试验主要牵拉股四头肌及大腿内收肌,牵拉股神经及闭孔神经。试验阳性者,提示椎间盘突出部位位于 L_4 以上部位(腰丛受到影响,突出部位应位于 L_1、L_2、L_3、L_4)。

(9)屈、伸踇趾肌力试验:患者仰卧床上,双下肢自然伸直。医者以踇指指腹分别顶按在患足踇趾的背侧或腹侧,嘱其相对用力背屈或跖屈,对比双侧肌力大小(图 136)。

在正常情况下,双侧力量一致。如发现一侧力量下降,提示椎间盘突出部位在 L_4 以下(骶丛受到影响,突出部位应位于 L_4、L_5 或 L_5S_1)。

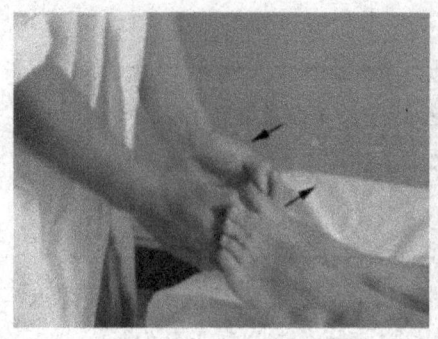 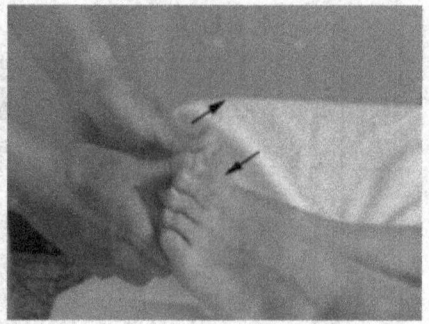

图 136　屈、伸踇肌力试验

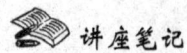

> 屈踇趾由胫神经支配，伸踇趾由腓神经支配，两者同为坐骨神经分支，而坐骨神经由 L_4、L_5 及 S_1、S_2、S_3 神经前支组成，属于骶丛。屈、伸踇趾力量下降，提示坐骨神经功能障碍，由于骶骨不存在椎间盘突出，所以突出部位只能是 L_4、L_5 或 L_5S_1。

通过以上两项检查（跟臀试验，屈、伸踇趾肌力试验），结合压痛点位置及神经症状出现的部位，可以确定病变部位是在腰丛还是骶丛。

(10) 膝反射、踝反射

①膝反射：患者坐于床边，双下肢自然下垂。医者用叩诊锤适度叩击髌韧带，正常时可引起不自主伸膝动作（图 137）。

膝反射中枢位于 $L_{2\sim4}$，膝反射减弱或消失，提示病变出现在 $L_{2\sim4}$ 之间。

如果膝反射亢进，病变部位一定位于 $L_{2\sim4}$ 以上（脑、颈、胸）。因为上位中枢对下位中枢起抑制作用，上位中枢病变后，抑制减小或消失，反射自然亢进。

②踝反射：患者坐于床上，下肢自然放松。医者一手扶按患者足底跖跗关节部位，使其轻度背屈，另一手以叩诊锤适度叩击跟腱，正常时引起轻度屈踝动作（图 138）。

第十二讲 脊神经根型椎间盘突出症

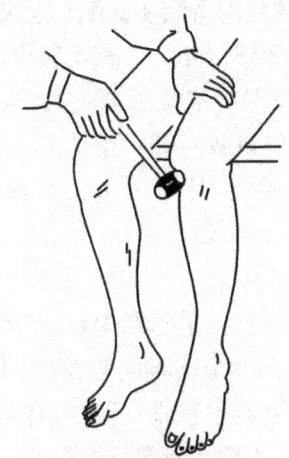

图 137 膝反射

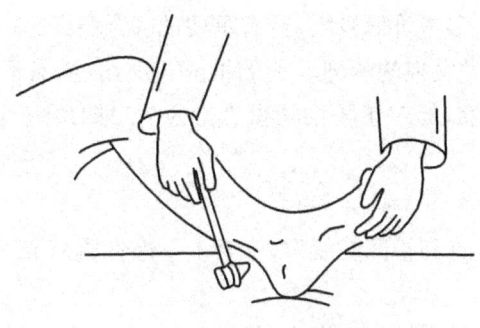

图 138 踝反射

踝反射中枢位于 L_5S_1 之间,踝反射减弱或消失,提示病变出现在 L_5S_1 处(踝反射如果亢进,提示病变部位位于腰部以上)。

如果通过前面的检查确定病变部位是在 L_4 以下,再通过膝、踝反射检查,可以推断出病变部位是在 L_4、L_5 还是在 L_5S_1。

以上各项检查相辅相成,可以逐步确定病变出现的部位。

以上各项检查在急性椎间盘突出症时典型,在慢性椎间盘突出症时可能不典型。而且,不是所有检查在一个病人身上都要出现。

例如,当患者是 L_4、L_5 腰椎间盘侧后方突出症时,仅仅是 L_5 脊神经根受到刺激、压迫,病变反应在骶丛,屈伸踇趾肌力试验可能阳性(因

137

为支配屈、伸跛趾运动的肌肉由骶丛支配),但跟臀试验就是阴性(支配股四头肌运动的肌肉由腰丛支配)。踝反射可以减弱(反射中枢位于L_5S_1),但膝反射正常(反射中枢位于$L_{2\sim 4}$)。当然,如果病人是L_3、L_4腰椎间盘侧后方突出,受刺激的脊神经是L_4,屈伸跛趾肌力试验和跟臀试验两者都可以出现阳性(因为L_4脊神经前支既参予组成腰丛,也参予组成骶丛)。

3. 影像学

影像学在腰椎间盘突出症的诊断中,具有重要的参考价值,但绝不是唯一的诊断依据。解剖学上的椎间盘突出,不等于临床学上的椎间盘突出症。尊重现代科技与迷信现代科技,有着本质的界限。

临床上,腰椎间盘突出症的影像学检查是建立在临床症状、体征阳性的基础之上,是在患者已经具有了腰椎间盘突出症的基本症状,经医生检查相应的体征阳性之后,再进行影像学检查,对于确定病位、病性,对于鉴别诊断,参考价值极大,具有重要的临床意义。

正常体检时发现的解剖学上的椎间盘突出,虽然不等于临床学上的椎间盘突出症,但对于腰椎间盘突出症的早期预防、功能锻炼等,具有指导意义。

(1) X线片

正位:可以见到椎间隙变窄,椎骨上下缘骨质增生,脊柱侧弯等(图139)。

侧位:可以见到椎间隙变窄,椎骨(上、下)边缘骨密度增加,椎骨前上、下缘骨赘生成,韧带钙化,椎体轻度滑脱,生理曲度改变等(图140)。

以上征象提示椎间盘已有蜕变,但不能明确膨出、突出的方向、程度,更不代表患者一定具有椎间盘突出症的临床症状、体征。

X线片虽然不能明确椎间盘膨出、突出的的方位、大小,似乎对椎间盘突出的诊断不能提供更多的依据,但却对于排除椎骨的肿瘤、结核、骨折及其他骨性破坏,具有重要参考价值。

(2) CT片:CT属于水平断面,可以明确提示椎间盘膨出、突出的大小、方位,以及其与脊神经根、硬膜囊等的相互关系。

但CT同样不能说明患者是否具有临床症状。许多CT片上椎间

第十二讲 脊神经根型椎间盘突出症

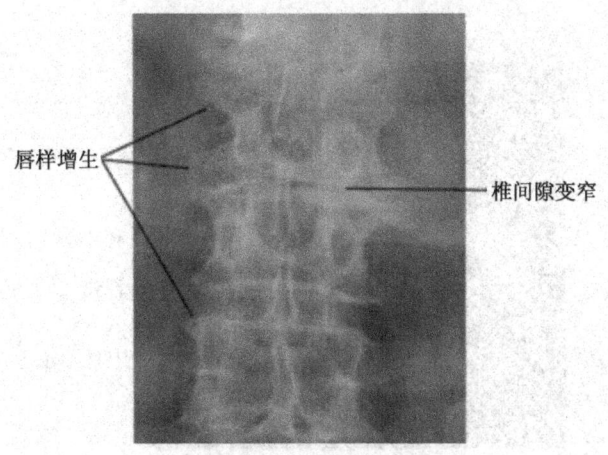

图 139　腰$_3$、腰$_4$椎间隙变窄，腰$_2$、腰$_3$、腰$_4$椎骨上下缘唇样增生

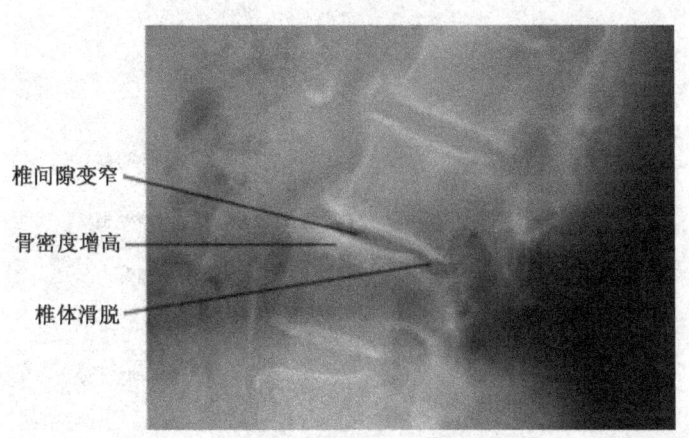

图 140　侧位 X 线片

盘明显突出，脊神经、硬膜囊明显受压的人，却从来没有出现过相应的神经症状（图 141～图 145）（没有任何症状或只有肌肉劳损症状）。

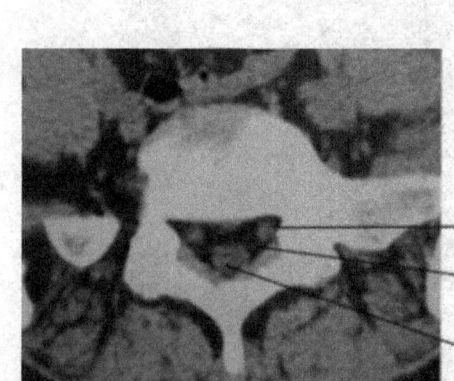

图141 L_5S_1 节段正常椎管、脊神经、马尾神经

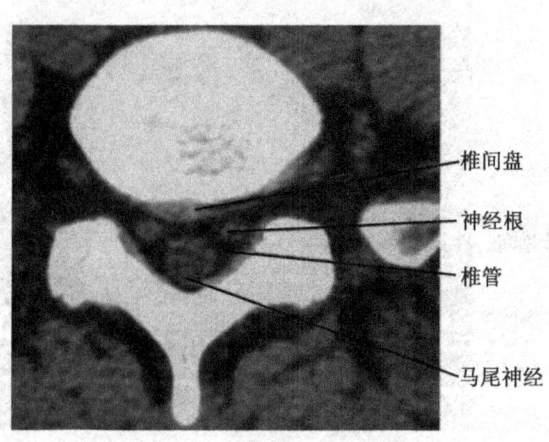

图142 L_5S_1 椎间盘轻度突出,未刺激脊神经根及马尾神经,无临床症

第十二讲 脊神经根型椎间盘突出症

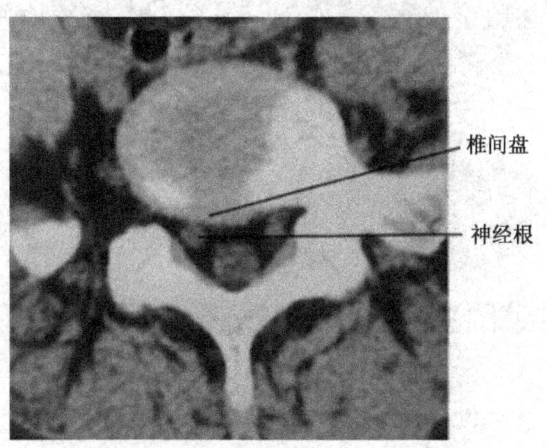

图143 L_5S_1 椎间盘左后方突出,左侧脊神经根受到轻度刺激,患者无任何临床症状

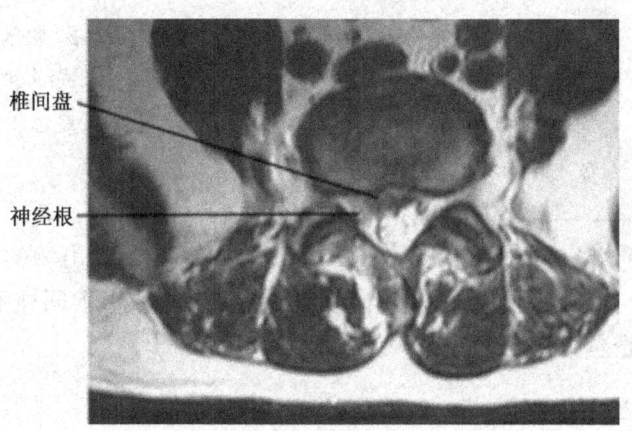

图144 L_5S_1 椎间盘左后方突出,刺激左侧脊神经及硬膜囊,患者出现坐骨神经痛

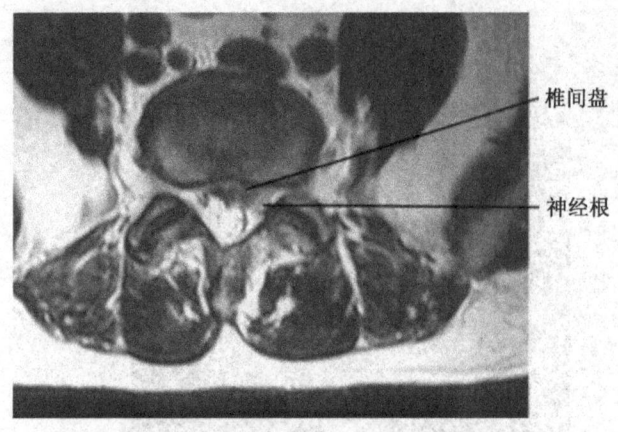

图145 椎间盘右后方突出,且位于神经根内侧,刺激一侧神经根,患者出现脊神经症状

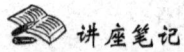

> 因为腰部的椎间孔很大,其直径约是脊神经根的2倍。脊神经根在受到外界挤压时,可以轻度逃逸,避免刺激;只有当挤压程度过大,超过其逃逸极限时,才会产生临床症状。而且,不同的人、不同节段的椎间孔,脊神经根的逃逸范围各不相同,不能由此及彼机械类推。

(3)核磁(MRI):核磁属于矢状断面,可以明确突出物的方向、大小,与脊神经及硬膜囊、马尾神经的相对位置关系等,但同样不能告知患者是否具有症状(图146~图148)。

(三)诊断依据

1. 具有腰椎间盘突出症的基本症状

患者多为青壮年,20～50岁之间居多;有劳累、受寒、久坐史,或有急性扭腰病史;腰痛突然发作或慢性腰痛突然加剧(外力可能不明显);并且伴有不同部位、不同程度的下肢放射痛(以大腿前面或小腿后侧、

第十二讲　脊神经根型椎间盘突出症

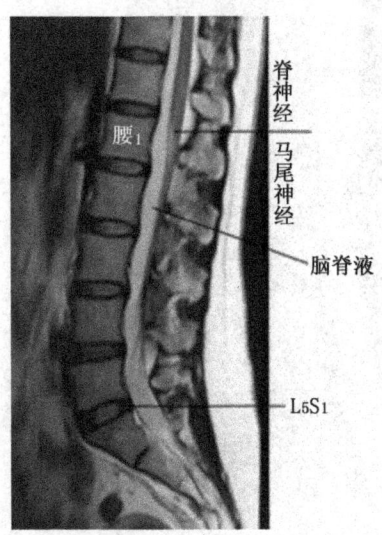

图146　脊髓末端在 L_1 水平，以下为马尾神经，浸润在
硬膜囊的脑脊液中。L_5S_1 椎间盘蜕变，前后两端密度
下降，但未向后突出，未刺激硬膜囊；其他椎间盘均
轻度向后突出，硬膜囊轻度受压，但未刺激马尾神经

外侧、前外侧居多)在咳嗽、打喷嚏或乘车遭遇颠簸时可诱发或加剧疼痛、放射痛；病情严重时出现强迫体位，影响坐、站及行走(行走、久坐、久站，均可以加重肌肉及椎间盘的负担，加剧椎间盘的突出程度及对脊神经根的刺激，诱发或加重疼痛)；病人卧位时疼痛症状相对较轻，典型患者喜侧卧，伤肢在上且屈膝屈髋，膝关节内侧喜欢以枕头、软垫等支撑(避免腰大肌、梨状肌受到牵张而紧张、痉挛刺激神经干，加剧疼痛)。

需要注意的是，多数神经根型腰椎间盘突出症患者病程较长时可以伴有肌肉劳损症状。

2. 具有与临床症状相匹配的临床体征

疼痛及压痛、叩痛点多位于相应的夹脊穴。多数人伴有天枢穴(腰大肌)、环中穴(梨状肌)疼痛、压痛。

急性典型病例屈颈试验、颈静脉压迫试验、腹压增高试验、直腿抬高及加强试验阳性(慢性病例则可能不典型或查不出)。

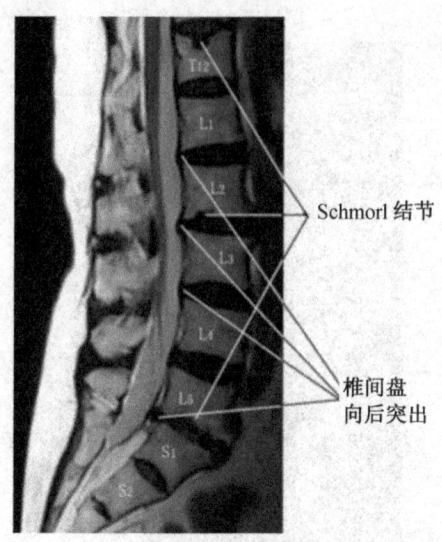

图147　T_{11}、T_{12}，L_2、L_3 及 L_5S_1 椎间盘向相邻椎骨内经骨突出，形成 Schmorl 结节。而且 L_1、L_2，L_2、L_3 及 L_5S_1 同时向后方突出，但突出程度较小，L_1、L_2，L_2、L_3 轻度压迫硬膜囊，但马尾神经未受压；L_5S_1 向后突出，但只占据椎旁软组织位置，硬膜囊没有受压，未刺激脊神经及马尾神经。患者无神经症状（临床上只有肌肉劳损症状）

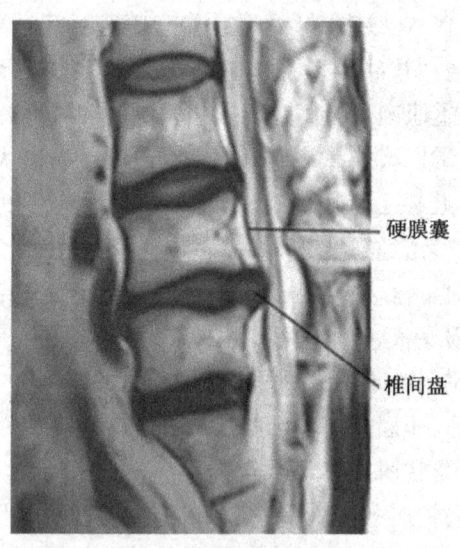

图148　L_4、L_5 椎间盘向后突出，硬膜囊受到刺激，患者出现神经症状

第十二讲　脊神经根型椎间盘突出症

L_1、L_2、L_2、L_3 椎间盘突出(即指 L_2、L_3 神经根受刺激,它们只参予组成腰丛),见有膝反射减弱或消失;跟臀试验阳性;相应神经支配区疼痛或感觉障碍(以大腿前侧、内侧股神经、闭孔神经分布区为主,可以出现小腿前侧隐神经症状);伴有肌张力、肌力下降,病久出现肌肉萎缩(主要是股四头肌及大腿内收肌群)。

L_4、L_5、L_5S_1 椎间盘突出(即 L_5、S_1 神经根受刺激,只参予组成骶丛),见有环中(梨状肌)、秩边、承扶、殷门、委中穴疼痛、压痛;部分患者见有小腿后侧、前外侧、外侧(以足三里、阳陵泉、悬钟、跗阳、申脉、京门穴为主)疼痛、麻木;踝反射减弱或消失;屈、伸拇趾肌力下降;病久可以出现大腿后侧及小腿肌肉萎缩。

L_3、L_4 椎间盘突出(既 L_4 神经根,参与组成腰丛、骶丛)可以兼而有之。

3. 影像学检查支持

CT、MR 可以见到椎间盘膨出或椎间盘向左后方、右后方或双侧突出,压迫神经根、硬膜囊。

在临床上,三项(症状、体征、影像学)均具备无疑可以诊断为椎间盘突出症;只有症状和体征也可以考虑是椎间盘突出症(影像学出现前均如此诊断),可以参考椎间盘突出症治疗;只有症状,但没有体征,而影像学支持,不能诊断为椎间盘突出症(可能是其他病变引起,如腰扭伤,因为存在有解剖学椎间盘突出的人也可以出现单纯腰部肌肉损伤)。

至于既没有症状,也没有体征,只有影像学材料,只能证明是解剖学上的椎间盘膨出或突出,不能诊断为椎间盘突出症(至多属于潜在病患,有预防学价值)。

(四)治疗

80%左右的侧后方椎间盘突出症(脊神经根型),经过及时、正确、系统的保守治疗可以达到临床痊愈(即临床症状、体征消失,但椎间盘的解剖学变化可能不明显,有些可以回纳,有些依然存在,有些甚至可能加大,但它们与脊神经根的相互位置关系则发生了本质的变化,刺激、压迫已经解除、消失)。

保守治疗无效者,经过手术治疗基本可以痊愈。

1. 急性炎性水肿期

(1)特征:病史短,一般在2周之内(不超过4周);强迫体位明显;疼痛剧烈,难以忍受,多影响睡眠。有明显压痛点及放射痛;屈颈试验、颈静脉压迫试验、腹压增高试验等明显阳性(上腰段椎间盘突出刺激腰丛时,跟臀试验阳性;下腰段椎间盘突出刺激骶丛神经时,直腿抬高试验阳性);其他体征(如肌肉萎缩等)由于病史短可能不明显。

(2)治则:急则治标,以缓急止痛为主。

①解除椎间盘对神经根的刺激、压迫,消除神经根周围的急性无菌性炎症,消除"根性"神经痛。

②消除腰大肌、梨状肌等的紧张、痉挛,消除其对脊神经的干性刺激,解除"干性"痛。

(3)治法

①保暖避风寒:寒凉刺激可以使肌肉痉挛、血管收缩、末梢血液循环障碍,不但不利于炎性水肿的吸收、消散,反而有可能因为肌肉痉挛而产生更多的炎性刺激物,刺激末梢神经产生疼痛;同时,痉挛的肌肉、挛缩的血管,可以牵拉末梢神经,同样可以引起疼痛。

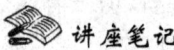
讲座笔记

> 筋伤学常见的疼痛机制,主要是末梢神经感觉器受到酸性代谢产物的刺激及末梢神经受到机械性牵拉、挤压。

在中医学中,腰椎间盘突出症属于"痹症"范畴。历代医家均认为"风、寒、湿三气杂至,合而为痹"。寒为病因之一,故宜避风寒,受寒则病剧。

②卧硬床休息

A. 卧床休息时椎间盘承受压力最小,可以减少自身重力对椎间盘的压迫,有利于椎间盘髓核减压,减轻其对神经根的刺激、压迫,减轻神经根的水肿,从而从根本上缓解临床症状。此外,卧床休息有利于肌肉放松,可以有效缓解肌肉的紧张、痉挛,减轻或消除其对脊神经的干性压迫,减少乳酸类致痛物质产生并有利于炎性水肿的消散、吸收,缓

第十二讲 脊神经根型椎间盘突出症

解疼痛。

B. 卧床的体位以患者感觉舒适,疼痛最轻或没有疼痛为佳(不一定非要屈膝屈髋仰卧位,虽然在理论上讲此体位时椎间盘所承受的压力最小,但病人的自我感觉却是最准确的。多数患者喜欢屈膝屈髋侧卧位,伤肢在上,且膝关节内侧以软物支撑)。

C. 急性期不可以进行功能锻炼(理论上讲,仰卧位时椎间盘承受压力最小,任何脊柱运动都会使椎间盘承受的内压上升,加剧髓核突出,加剧其对神经根的刺激)。

D. 硬床的概念。木质床板上铺加褥子、棕垫固然属于硬床,铺加市场上常见的席梦思床垫(柱状弹簧结构)同样属于硬床(中国国内市场上目前很少见到软床,软床的结构类似于用绳索编织的"吊床",弹簧是横向牵拉)。

③牵引:适度牵引可以扩大椎间隙,减轻椎间盘承受的纵向挤压力,减轻椎间盘膨出、突出的程度,减轻其对神经根的刺激、压迫,从而从根本上缓解症状。

A. 牵引重量:牵引疗法强调重量的适宜,重量太轻达不到扩大椎间隙的目的,没有疗效或疗效不理想;重量太大,则有可能造成肌肉(附着处)的牵拉伤。因此,必须因人因病及时调整牵引重量。

一般而言,腰椎间盘突出患者适宜的牵引重量约为体重的 50% 左右,但这一重量并不是刻板不变的。在临床上,应当以患者的即时感受为标准,即牵引重量由低于体重的 50% 开始,逐渐加重,至患者疼痛感觉明显减轻或消失时为最佳。记录这一重量,近期牵引即以此为参考,随时调整。

B. 牵引的体位:以患者感觉舒适,疼痛减轻为标准,一般采取屈膝屈髋仰卧位。

C. 牵引的时间:一般在 20 分钟左右,不可以超过肌肉生理耐受程度。

D. 牵引的方式:可以是持续性牵引(即牵引过程中牵引重量始终如一),也可以是间歇性牵引(即牵引过程中牵引重量有轻重变化)。间歇性牵引有利于肌肉的保护,可以有效防止肌肉出现损伤;持续性牵引则更有利于椎间盘的减压。

E. 牵引次数:没有严格界定,可每日1次,也可以每日数次,以患者自我感觉舒适为依据。

④药物:合理的使用药物可以消除神经根周围的无菌性炎症,缓解肌肉的紧张、痉挛,从而从根本上缓解、消除疼痛,改善、消除临床症状。

急性期用药以行气活血、通络止痛(消炎镇痛)为主要目的。

常用的口服西药有芬必得、氨糖美辛、扶他林等;常用的口服中药有七厘散、大活络胶囊、虎力散等;外用药常选用麝香壮骨膏、"701"跌打止痛药膏等。

疼痛剧烈、影响睡眠时,可以静脉给药,基础药物常选用:

A. 20%的甘露醇250ml(半小时内输入),每日1次,连用3~5天(降低颅压及椎管内压力,消除神经根水肿,减轻椎间盘与神经根之间的相互刺激、压迫)。

B. 地塞米松10mg+5%葡萄糖250ml(或0.9%的生理盐水250ml),每日1次,连用3~5天(消除神经根处的无菌性炎症)。

因为地塞米松具有升血压及升血糖功能,因此,伴有高血压及高血糖的患者需慎重使用(使用时须密切观察血压、血糖变化,及时干预)。

适时的使用利尿剂(利尿剂如呋塞米,可以降低椎管内压力,减轻神经根受压程度和水肿程度,消除水肿);镇静剂(如地西泮,可以抑制交感神经兴奋性,减缓心率,降低血压、颅压及椎管内压力,减少突出物对神经根的刺激、压迫;并可以使挛缩的末梢血管放松,降低外周血管阻力,改善微循环,有利于无菌性炎症的消除);镇痛剂(如曲马多、度冷丁、吗啡等)镇痛安神,结合镇静剂使用,有利于情绪、疼痛的控制及无菌性炎症的消除。

⑤手法治疗:在腰椎间盘突出症急性期,推拿手法要求轻柔和缓,病位忌用刺激性较强的运动类手法,以免加剧水肿。

由于此时患者大多数处于强迫体位状态,因此尽量选择舒适体位,以免加剧肌肉痉挛及神经根刺激。

治本手法:

椎间盘突出症的主要症状是"根性"疼痛,它来源于椎间盘对脊神经根的刺激、压迫而继发的无菌性炎症,因此缓急止痛(解痉、消炎、镇痛)是首要目的。

第十二讲 脊神经根型椎间盘突出症

主要手法包括:

A. 远端取穴:患者取舒适体位,医者首先在患者承扶、殷门、委中、承筋、承山、跗阳、昆仑、申脉、京门、风市、阳陵泉、悬钟等穴周围寻找压痛敏感点(不是每一个腧穴周围都有,可能是一处穴位明显,也可能是几处穴位同时存在压痛点;既可能是压痛敏感点,也可能触及到条索状或片状筋结,不必拘泥),找到后即以此为俞行指揉法,得气为度;配合按法、按推法(逆经),能耐受为度;每穴 1~3 分钟(视压痛点多少而定,总时 10 分钟左右)。

B. 局部取穴:患者取俯卧位或舒适位,医者以中指指腹做着力点,在椎旁压痛敏感点(或夹脊穴)行指揉法 5 分钟,得气为度;配合指颤法,15 分钟或至痛点出现温热感。

治标手法:

上腰段($L_1 \sim L_4$)椎间盘突出时,很容易伴有腰大肌疼痛、痉挛,下腰段(L_4、L_5、L_5S_1)椎间盘突出时,经常伴有梨状肌紧张、痉挛,而腰大肌、梨状肌的紧张、痉挛,又可以反过来刺激、压迫腰、骶丛神经干,使原本就有的根性神经痛,附加上干性神经痛,二痛合一,雪上加霜。

因此,在临床上治疗急性椎间盘突出症,缓解、消除疼痛症状时,除要想到消除由于椎间盘突出引起的"根性神经痛";还应该想到消除由于肌肉紧张、痉挛引发的"干性神经痛"。

主要手法包括:

C. 臀部取穴:患者取俯卧位或舒适体位,医者首先在患者环中、秩边穴周围寻找压痛敏感点或筋结,找到后即以此为俞行指揉法、按法,手法轻柔,以患者感觉舒适为度。施手法 5 分钟,或至紧张、痉挛的梨状肌放松。

如此处没有压痛敏感点,可以省略。

D. 腹部取穴

天枢穴综合手法:患者仰卧,双下肢伸直或患侧屈膝屈髋。医者首先以拇指指腹或其余四指指腹做着力点,在患者腹部患侧足阳明胃经走行线上,以天枢穴为中心,寻找压痛敏感点(多数情况下在天枢至气冲段)。操作时手上力度应由小到大,但以患者能耐受为度;层次由浅入深,深透至腹肌深层,脊柱前方(多数情况下可以在此触及到紧张、痉挛的腰大肌肌束,腰大肌与脊神经腰丛、骶丛前支伴行,其紧张、痉挛时肌束变粗,可以刺激、挤压脊神经前支,引发干性神经痛)。找到后以此为俞,行指揉法2分钟,得气为度(力度适宜时,疼痛减轻;力度偏大时,疼痛反而会加重)。配合长按法(30秒,能耐受为度);按推法(泻法,能耐受为度);每次治疗重复使用2次。

手法施用后,医者即可感觉到患者腹部柔软,压痛减轻,直腿抬高角度加大;患者自觉腰痛减轻,下肢放射痛减轻,强迫体位(屈膝屈髋体位)好转。

截按气冲穴:单侧施用。每次治疗使用1～2次,每次30秒左右。使温热感自鼠蹊部放射至足部为佳。

关元穴掌振(颤)法:以医者劳宫穴对应患者关元穴,采用小振幅、中频率、同力度振颤运动,20分钟或至腹部出现温热感。

一次手法治疗需要45分钟左右。治疗后患者疼痛感明显减轻。

此套手法轻柔和缓,疗效显著,每日可施用2～3次。

从根本上讲,本病疼痛"之本"是椎间盘突出引起的"根性神经痛",产生在先,并且是引起肌肉紧张、痉挛的直接原因,从"治本"而言,应该首先消除根性痛;肌肉痉挛继发的"干性神经痛",产生在后,"为标"(但相对容易解除),且由于肌肉的紧张、痉挛可以引起椎间隙变窄,加剧椎间盘突出程度,所以治疗时宜"标本同治"或"急则治标"。

当患者疼痛得到有效控制,强迫体位消失时,可以使用运动类手法以求治本。

⑥针灸治疗

A. 刺针

取穴:相应节段的夹脊、腰部膀胱经腧穴、腰阳关、阿是穴、环跳。下肢后侧痛加秩边、承扶、委中、承山、昆仑;下肢外侧痛加风市、阳陵泉、悬钟、丘墟。

操作:腰部腧穴直刺1.0～1.5寸,得气后施予平补平泻手法;下肢腧穴常规针刺深度,得气后施予泻法。留针30～40分钟。

B. 电针

取穴:①下肢后侧痛:相应节段的夹脊穴、腰部膀胱经腧穴、承扶、承山;②下肢外侧痛:相应节段的夹脊穴、腰部膀胱经腧穴、环跳、阳陵泉。

第十二讲 脊神经根型椎间盘突出症

操作:选择 2~3 组腧穴,密波或疏密波,通电 20 分钟。

C. 艾灸

取穴:同毫针治疗取穴。

操作:温针灸,每次 1~2 壮;或用隔姜灸 20~30 分钟。

D. 穴位注射

取穴:腰部阿是穴

操作:用地塞米松 5ml 和普鲁卡因 2ml 混合液,每穴每次注入 0.5~1.0ml,每日或隔日 1 次。

E. 耳针

取穴:腰椎、骶椎、肾、神门

操作:毫针强刺激,进针后边捻转边让患者活动腰部;也可用耳穴贴压法,嘱每日自行按压 3~4 次。

2. 非急性期

(1)特征:病史较长(2 周以上,炎性水肿不明显),疼痛多数可以忍受,轻度影响睡眠。可以有强迫体位。有些体征(如颈静脉压迫试验、屈颈试验)可以不明显。

(2)治则:温经散寒、理筋整复、散瘀止痛(遵循"松、正、理"原则)。在消除无菌性炎症的同时,迫使椎间盘被动运动,促进突出物回纳或改善突出物与神经根的相互位置关系,减轻其对神经根的刺激、压迫;协助神经根逃逸,避免其受到持续性刺激、压迫;防止(解除)神经根与周围组织之间的粘连。

(3)治法

①避风寒:同上。

②卧硬床休息:同上。

③牵引:同上。

④药物:同上。

非急性期用药以温经散寒、通络止痛为主要目的。

多选用内服、外敷药,除内服外,配合痛点热敷,每次 30 分钟,每日 2 次。蒸、煮中药之药液,可以用于泡脚,每次 30 分钟,每日 2 次。

常用方剂(单位:克):

当归尾 10 克、桑寄生 10 克、川牛膝 10 克、羌独活各 20 克、威灵仙

10克、鸡血藤20克、木瓜10克、茯苓10克、秦艽10克、防风10克、桂枝10克、甘草10克、杜仲10克、川椒10克、川芎10克、枳壳10克。可以内服也可外敷（内服方法与其他中药相同；外敷时可将上药装入布袋，放入盆中，先浸泡10分钟，然后或蒸或煮20分钟，取出至温热时，热敷患处；也可以用内服后剩余的药渣重新加热后外敷患处或痛点）。

⑤手法治疗

A. 腰部痛点取穴

患者俯卧，医者站在患侧，选取压痛敏感点或夹脊穴，先施滚法5~10分钟，至局部温热（温经散寒、通络止痛）。

再施按法、按推法、晃法3~5分钟（晃法：在按法基础上，垂直躯体长轴向对侧轻轻推，使躯干连同下肢出现有节律的晃摆，程度以患者能耐受为度），使腰椎周围肌肉、韧带放松，椎间隙扩大，椎间盘内压力下降，减轻其对神经根的刺激、压迫。

每次治疗时，上述手法可以重复使用数次，解痉缓急止痛。

如果患者环中、秩边有压痛敏感点，则分别重复以上手法。

B. 腰部痛点按推配合患肢直腿过伸法

患者俯卧，医者立于患侧，以拇指指腹做着力点，在压痛敏感点（或筋结或夹脊穴之上）施按推法（平行于躯体纵轴，运动距离1~2厘米，逆经施术），同时嘱患者（在膝关节伸直状态下）尽量过伸下肢，反复3~5次（或患者能完成为度）（图149(1)）。

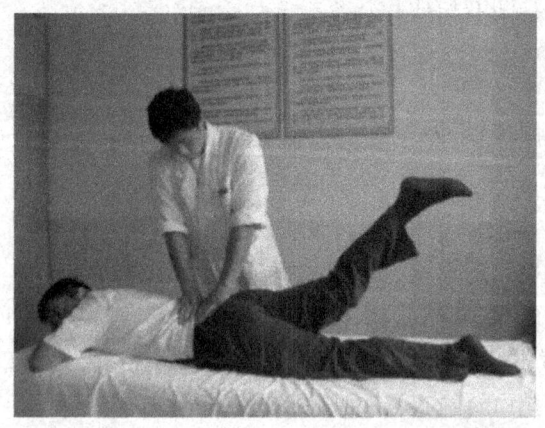

图149(1)　腰部痛点按推配合患肢直腿过伸法

第十二讲 脊神经根型椎间盘突出症

此手法具有理筋复位作用。

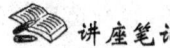

> 此手法可以迫使椎间盘运动,改变椎间盘与神经根之间的相互位置关系,减轻刺激、压迫,防止相互粘连。

C. 腹部选穴

患者仰卧,双下肢伸直或患侧屈膝屈髋。医者立于患侧,首先以拇指指腹或其余四指指腹做着力点,在患者腹部患侧足阳明胃经走行线上,以天枢穴为中心,寻找压痛敏感点(医者手上力度应由小到大,但以患者能耐受为度;层次由浅入深,深透至腹肌深层,脊柱前方。多数情况下在天枢至气冲段可以触及明显压痛点或紧张、痉挛的肌束),找到后即以此为俞,行指揉法 3~5 分钟,得气为度(力度适宜时,疼痛减轻;力度偏大时,疼痛反而会加重),配合长按法(30 秒,能耐受为度)。

D. 腹部痛点按推配合患肢直腿抬高法。

接上法,医者在压痛敏感点上施按推法(泻法,能耐受为度);并嘱患者同时尽量将下肢直腿抬高(超过治疗前高度)(图 149(2))。

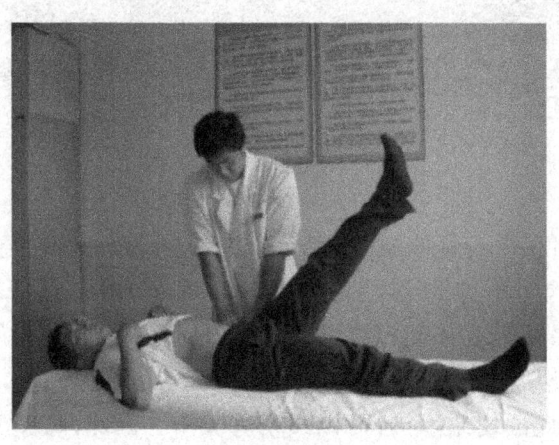

图 149(2) 腹部痛点按推配合患肢直腿抬高法

每次治疗重复使用2次(此手法可以牵拉神经根轻度位移,防止神经根与周围组织产生粘连。但一次治疗时使用过多,容易造成神经根与周围组织过度摩擦而产生水肿)。

可以解痉止痛、软坚散结。

E. 屈膝屈髋蹬空法

患者仰卧,健肢伸直置于床上,患肢屈膝屈髋靠近床边。医者立于患者患肢侧,一手以前臂托扶患肢小腿(医者曲池穴对应患者昆仑穴),四指置于腘窝(中指按患者委中穴),拇指置于膝内侧;另一手扶按患者髌骨(医者劳宫穴对应患者髌骨中心点,将髌骨"扶稳"而不是"按牢")。医者两手同时适度用力,使患者髋、膝关节尽量伸直,反复2次(扶按髌骨之手适度将患膝尽力推向远端,使小腿尽量伸直;托小腿之臂适度向上抬举,使小腿被动直腿抬高的角度超过治疗前主动直腿抬高角度5~10度)。每次治疗使用2次(图150)。

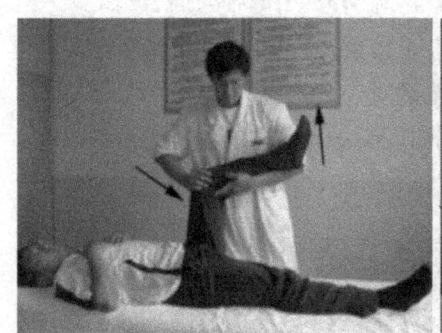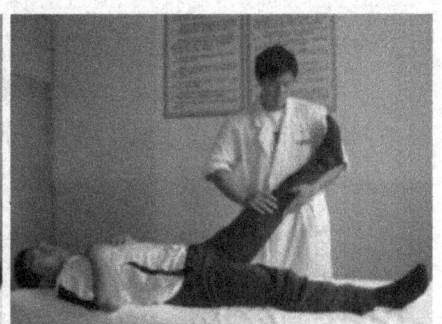

图150 屈膝屈髋蹬空法

此法可以牵拉脊神经移动2mm左右,可以有效改善直腿抬高的角度,可以防止脊神经与周围组织(包括椎间盘)粘连。

但如果过度使用,可以导致脊神经与周围挤压物过度摩擦而产生炎性水肿,使疼痛加剧。

此外,此法使用不当,可以损伤膝关节。因此,膝关节病变者应慎用。

F. 被动运动法

a:腰椎定点侧扳法:(以左侧为患侧为例)患者右侧卧,面向外,尽

第十二讲 脊神经根型椎间盘突出症

量靠近床边;健肢在下,完全伸直;伤肢在上,半屈曲。医者面对患者而立,腹部贴靠患者腹部,使患者具有安全感(患者有时害怕滚落床下)。

医者左手中指指腹轻轻扶按在患者病位旁督脉经上(采用"痛点平移定位法"或"X线片辅助定位法"),右手握持患者患肢踝关节,使患者慢慢屈膝屈髋或伸膝伸髋(运动时要保证患者患肢内踝始终在健肢足太阴脾经上移动),当患者的腰椎屈伸轴恰恰位于病位时(此时医者左手中指可以感觉到手下有移动感),固定患肢,使其不能再屈伸(图151)。

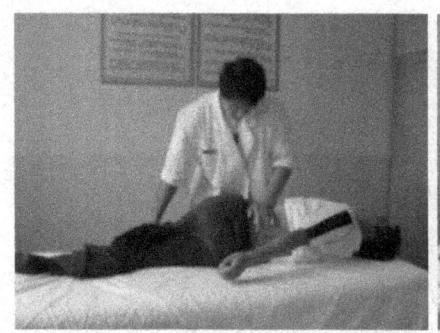 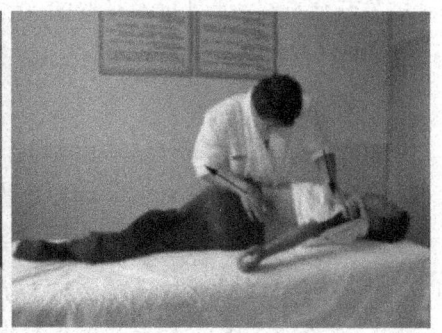

图151 定点侧扳法

医者以右手中指指腹接替左手中指指腹置于病位督脉经上,同时屈肘,并以前臂尺侧抵按患者臀部,使病位以下椎骨、骨盆连带下肢尽量内旋;然后,医者左手扶持患者肘部,并以前臂尺侧抵按患者肩前(或以手掌推按在患者肩前),使病位以上椎骨连带头颅尽量外旋(嘱患者将头颅尽量后仰、左旋,眼睛向后上方望);待患者腰椎的旋转轴位于病位时(扶按在病位的手指可以感觉到),再稍加短瞬用力旋转,医者置于病位上的手指,即可以感觉到指下椎骨的错动。同时,可能听到病位关节错动时发出的弹响(也有可能听不到。弹响来源于关节腔内的负压)。

此手法使用得当,可以扩大椎间隙,降低椎间盘内压力,有利于椎间盘回纳,减轻其对神经根的刺激、压迫,从根本上解除临床症状。

痛点平移定位法:先将指腹置于痛点,然后再平移至督脉经上。

X线片辅助定位法:根据X线片的提示,确定病位,然后再平移至督脉经上。

此手法使用的要点,一是要首先确定病位;二是要先找屈伸轴,再找旋转轴,从而使脊柱的旋转局限在病位;三是提倡匀速等力施术。

如果定位不准,或者屈伸轴、旋转轴没局限在病位,那么被扳动的关节可能不是病位,那么肯定没有临床效果;如果旋转的力度、角度太大,超过生理允许范围,那么可能会引起肌肉、韧带,甚至椎间盘损伤。

在操作时,旋转速度不宜过快(太快不易把握旋转角度),力度、角度不宜太大(太大容易超越生理允许范围),反对爆发用力,反对片面追求关节弹响,以免引起不必要的失误。

b. 腰椎定点旋转复位扳法:详见棘突骨膜炎章节。

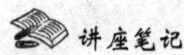 讲座笔记

> 腰部痛点按推配合患肢直腿过伸法、腹部痛点按推配合患肢直腿抬高法、屈膝屈髋蹬空法、定位侧扳法及定位旋转复位扳法等均属于关节运动法,关节运动法一般不可能使已经突出的髓核回纳,但可以改变突出物与神经根之间的相对位置关系,减轻、消除突出物对神经根的机械性刺激、压迫,并可以防止(或解除)神经根与周围组织粘连,从而从根本上消除临床症状。

G. 远端取穴

分别在承扶、殷门、委中、承筋、承山、悬钟、跗阳、昆仑、申脉、京门等穴周围寻找压痛敏感点或筋结,找到后分别施揉法、按法、按推法,得气为度(无敏感点之穴则省略不做)。

以上手法治疗后,次日或3日后即见疗效,10次后明显见效,20~30次可愈。

手法治疗1个疗程(10次)无效者,需要重新检查、判断是否有误诊。如无误诊,需要斟酌选用的手法是否得当;如无误诊、误治,可以继续治疗1个疗程,以观疗效;见效者继续巩固治疗,无效者建议手术。

⑥针灸治疗

第十二讲 脊神经根型椎间盘突出症

A. 刺针

取穴：相应节段的夹脊、腰部膀胱经腧穴、腰阳关、阿是穴、环跳、足三里。下肢后侧痛加秩边、承扶、委中、承山、昆仑；下肢外侧痛加风市、阳陵泉、悬钟、丘墟。

操作：腰部腧穴直刺1.0～1.5寸，得气后施予平补平泻手法；下肢腧穴常规针刺深度，得气后施予平补平泻或补法。留针30～40分钟。

B. 艾灸

取穴：同毫针治疗取穴。

操作：温针灸，每次1～2壮；或用隔姜灸20～30分钟。

C. 拔罐

取穴：腰部督脉及膀胱经、下肢膀胱经及胆经循行路线。

操作：先沿经脉循行路线进行闪罐至皮肤潮红，再于肾俞、大肠俞、环跳、承扶、风市、承山、承筋等穴留罐约10分钟。

⑦ 功能锻炼：功能锻炼可以增加椎旁肌肉力量，增加肌肉对椎间盘的保护，减少自身重力及外力对椎间盘的压迫，防止椎间盘继续突出对脊神经根造成刺激、压迫。

对于那些在卧位时无明显疼痛症状，在坐、站时疼痛出现或加剧者（肌肉力量太弱，不能有效对抗自身重量对椎间盘的压迫，导致椎间隙变小，椎间盘突出加剧，刺激脊神经），肌肉的功能锻炼尤为重要。

早期肌肉功能锻炼强调以脊柱后方肌肉为主，因为这些肌肉在病前因为姿势不当或过度劳累等原因存在不同程度劳损，肌力下降，较椎前肌肉力量弱，难以对抗椎前肌肉力量，造成腰曲变小或消失，甚至出现反凸，使原本前厚后薄的椎间隙变成前窄后宽，是促使椎间盘髓核后移、挤压纤维环后壁、构成椎间盘突出的因素之一。

隔墙看戏、五点支撑、三点支撑、燕飞等均有效。但三点支撑及五点支撑对于同时患有颈椎间盘突出的患者不适用（增加对颈部椎间盘的压迫），燕飞相对安全、有效。

后期提倡附加锻炼脊柱前方肌肉，如仰卧起坐、蛙跳等，使脊柱周围的拮抗肌达到新的动态平衡，达到稳定脊柱的目的。

应该强调的是，不能把通常进行的"体育活动"如跑步、打羽毛球等误当作"锻炼"，否则会适得其反。因为任何不恰当的运动（如打保龄球、高尔夫球)都会增加椎间盘受力程度,加剧椎间盘突出。

肌肉的锻炼有严格的要求,包括肌肉运动的方向、运动的强度、运动的速度等。

方向:每一块肌肉都有自己相对固定的运动方向,运动方向不正确不可能使其得到锻炼(反而有可能出现损伤)。如负重屈肘可以锻炼肱二头肌、负重伸肘可以锻炼肱三头肌,脊柱过伸(燕飞)可以锻炼竖脊肌等。

强度:肌肉锻炼除了要求方向正确外,强调强度适宜,"太过"、"不及"均不足取。"不及"达不到锻炼目的,"太过"可能引起肌肉损伤。

每一次锻炼的强度均不可以超过自身生理耐受程度,均要留下适度的"余量"。能做10个,只做8个;能做5组,只做4组(所谓"吃饱而不吃撑")。防止乳酸类代谢产物产生过多引起疼痛影响后续锻炼,同时防止肌纤维出现损伤。

不能片面追求数量,有人认为今天一定要保持或超过昨天的水平,不可以低于昨天,这是不对的(精神可取,行为不可取,因为人每天的状态不相同。就像吃饭一样,吃饱不是仅仅拿吃多少衡量,而是强调自身的感觉)。

只要持之以恒,后期肯定超过前期。

速度:运动的速度不可太快,也不可以单一姿势持时过久,防止肌纤维损伤。

肌肉锻炼不是一朝一夕的事情,必须持之以恒才能达到目的。

⑧养成良好姿势:体位对椎间盘的影响不可忽视。

第十三讲 椎管狭窄(马尾神经)型腰椎间盘突出症

(一)椎管解剖

椎管解剖详见前(图152)。

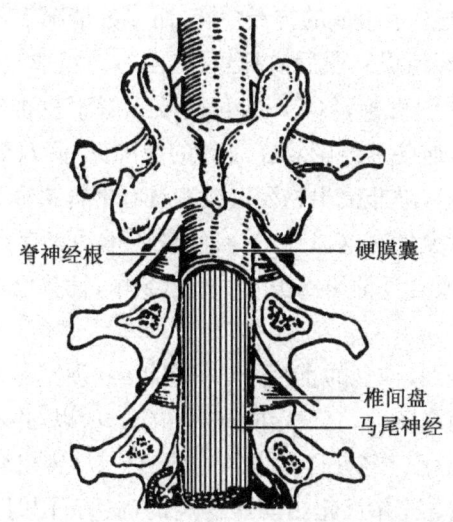

图152 椎间盘、脊神经根、硬膜囊、马尾神经

椎间盘侧后方突出时,仅刺激、压迫相应节段的脊神经根,不会刺激、压迫正后方的马尾神经,仅出现相应节段脊神经根症状而不会出现马尾神经症状。

只有当椎间盘向正后方突出时,可以压迫椎管、引起椎管狭窄,并有可能刺激、压迫马尾神经,引起相应症状。从而表现出"既有腰痛,又有马尾神经放射痛"的临床特征。

在腰椎节段,马尾神经实际上是脊神经在椎管内垂直下行的部分,马尾神经实际包括 L_1、L_2、L_3、L_4、L_5、S_1、S_2、S_3、S_4、S_5、Co 神经。

由于腰椎间盘突出的位置不同,出现椎管狭窄的位置不同,而不同脊髓节段马尾神经所包含的脊神经不同,所以,不同部位的马尾神经受刺激、压迫所引起的临床症状有较大差异。

L_1 处椎管狭窄,可以出现 L_1 以下所有脊神经症状(不是必须出现,与椎管狭窄的程度相关),包括腰丛和骶丛;L_4 以下椎管狭窄,只可能出现骶丛症状。

由于具有功能作用的椎间盘只存在于骶骨以上(骶椎之间有时候也存在椎间盘,常见于 S_1、S_2 及 S_2、S_3 之间,但是没有功能作用),所以椎间盘向侧后方突出时,只可能刺激、压迫 L_5 以上的脊神经,出现由 L_5 以上脊神经根参予组成的神经症状,而多数情况下不出现阴部神经(只由 $S_{1\sim4}$ 脊神经组成)、股后皮神经(只由 $S_{1\sim3}$ 组成)、梨状肌支(仅由 S_1、S_2 支配)及臀中皮神经($S_{1\sim3}$ 神经后支)、臀下皮神经(S_3 以下神经后支)症状(因为这些神经围绕在终丝的周围,椎间盘侧后方突出时刺激不到这些神经),除非突出物巨大或者具有椎管狭窄。

如果在临床上见有这些症状,实际说明椎间盘存在正后方突出并造成椎管狭窄(或有其他原因引起的椎管狭窄,而且已经刺激到马尾神经)。

前面曾经提到,椎管的直径大于马尾神经(硬膜囊)的直径,而且马尾神经浸润在脑脊液中,有一定的逃逸功能。所以,并不是只要有椎间盘的正后方突出就一定有马尾神经症状;只有当突出较大,刺激、压迫硬膜囊及马尾神经,并且超出马尾神经的逃逸范围时,才可能出现症状。同样,正后方突出也是相对的,可能偏左或偏右,所以症状可能出现在一侧,有可能是双侧(脱出较大,刺激双侧脊神经)。

(二)临床表现

1. 症状特征

(1)易发人群:老年人易发(老年人椎间盘髓核明显萎缩,椎间隙变窄,纤维环后壁向后突入椎管造成椎管狭窄或因为椎间盘突出,椎间隙变窄导致后纵韧带、黄韧带松弛、出现皱褶突入椎管,造成椎管狭窄并

第十三讲 椎管狭窄（马尾神经）型腰椎间盘突出症

刺激马尾神经）。

也可以见于年轻人（在外力作用下髓核直接突入椎管）。

（2）肌肉劳损症状：一般来说，椎管狭窄的出现有一个渐进的过程（当然，也可以突然发生），所以，渐进性椎管狭窄患者可以出现不同程度的肌肉劳损症状（但不是一定具备，突发性椎管狭窄患者可以没有）。

（3）脊神经症状：由于马尾神经实际包括 L_1 以下所有的脊神经，所以可以出现狭窄节段以下的所有脊神经症状（与脊神经根型完全相同，只是刺激、挤压的位置不同而已）。一侧或双侧。

（4）特殊神经症状：除出现一侧或两侧股神经、坐骨神经等腰丛、骶丛（神经根型）症状外，且一定要出现梨状肌支及阴部神经、股后皮神经、臀中皮神经或臀下皮神经症状。

①梨状肌支（S_1、S_2 前支）症状：主要表现为梨状肌僵硬、痉挛、疼痛。

②阴部神经（$S_{1\sim4}$ 前支）症状：主要表现为会阴部及外生殖器（阴囊、阴唇）皮肤感觉障碍及排尿无力、尿不尽、尿频。

③股后皮神经（$S_{1\sim3}$ 前支）症状：主要表现为大腿后侧皮肤感觉障碍。

④臀中皮神经（$S_{1\sim3}$ 神经后支）症状：主要表现为骶后八髎穴周围疼痛、压痛，可以触及结节或条索状物。

⑤臀下皮神经（S_3 以下神经后支）症状：主要表现为坐骨结节周围疼痛、压痛及筋结出现。

以上神经的发出部位在 L_5 以下，L_4、L_5 以上的椎间盘侧后方突出时刺激不到，如果临床出现上述症状，提示患者的侧后方突出部位应位于 L_5S_1 或存在正后方突出，椎管狭窄。

（5）内脏神经症状：由于骶神经参予组成盆内脏神经（图 153），患者可能出现二便排泄功能障碍，包括小便排出无力，有尿不尽感、尿频（有些人甚至出现不能站立或蹲位排尿，需卧床才能排尿）及大便排出无力，有时大便需要使用润滑剂（如开塞露）帮助等。

（6）间歇跛行：症状典型时，可以出现间歇性跛行。即刚刚开始行走时无不适感，行走一段距离后则出现单或双侧下肢麻木、疼痛、乏力，且逐渐加剧，直到不能继续行走，必须蹲下休息片刻。休息后行走如常，但到达同样距离后又出现上述症状，必须再次蹲下休息（下蹲且脊柱前

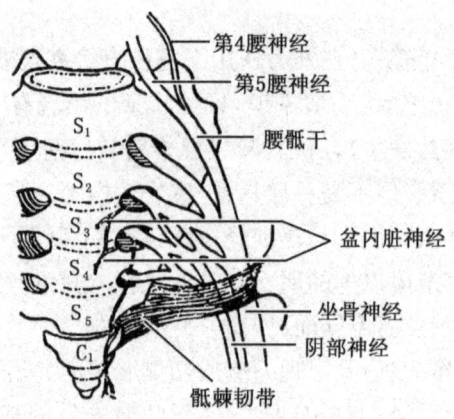

图153 盆内脏神经

屈时,椎间隙后部变宽,后纵韧带、黄韧带皱褶消失,椎管直径相对宽大,马尾神经所受刺激较小)。病人常主诉行走困难但骑自行车没问题。

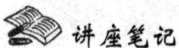 **讲座笔记**

> 应注意与下肢血管疾病引起的间歇性跛行相鉴别,后者兼有下肢肤温、肤色变化、血管波动变化等,必要时可以通过血管多普勒超声检查鉴别。

(三)体征

1. 压痛点

压痛点出现在与脊神经根型相同的部位(夹脊穴),除此之外,在梨状肌肌腹处(秩边、环中)、骶后八髎穴、骶髂关节缝、承扶、殷门穴可以出现压痛阳性。可以触摸到明显筋结、局部有肿胀感。

2. 脊柱变化

腰骶部竖脊肌紧张,脊柱生理曲度消失或出现反弓。

3. 其他体征

由于椎管狭窄出现的位置不同,相应的体征阳性。

部分患者患侧腰大肌紧张、痉挛,在(足阳明胃经天枢至气冲段)仰

第十三讲 椎管狭窄（马尾神经）型腰椎间盘突出症

卧位时可以触摸到痉挛或僵硬的肌腹、压痛阳性。

4. 体位

症状明显时多数病人有强迫体位，仰卧时髋、膝关节喜欢轻度屈曲（腰下方、腘窝处垫物支撑）。

（四）影像学

1. X线片

与肌肉劳损型、脊神经根压迫型相似。

2. CT片

可以见到椎间盘向椎管内突出，椎管狭窄，硬膜囊、马尾神经受压。同时可以见有一侧或两侧脊神经根受压（图154～图157）。

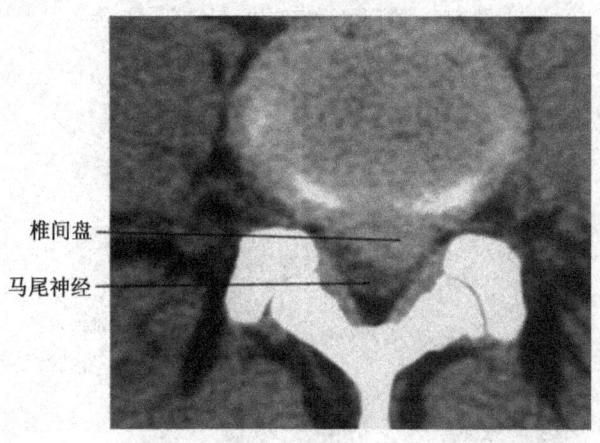

图154　L_4、L_5椎间盘后方偏右脱出，刺激马尾神经

3. MRI片

可以见到椎间盘向后突出或脱出，椎管狭窄，硬膜囊及马尾神经受到不同程度的刺激、压迫（图158～图161）。

（五）诊断依据

1. 症状

见有肌肉劳损型及脊神经根型不可能出现的阴部神经、股后皮神

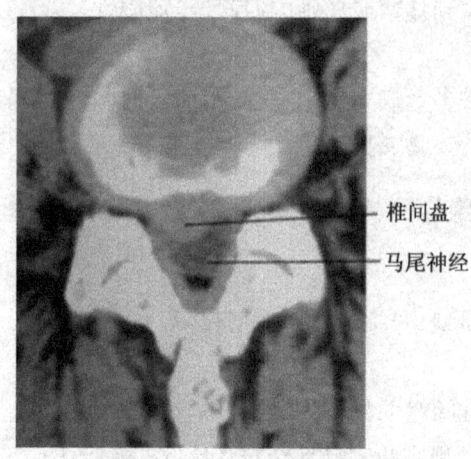

图155 椎间盘后方突出,刺激马尾神经

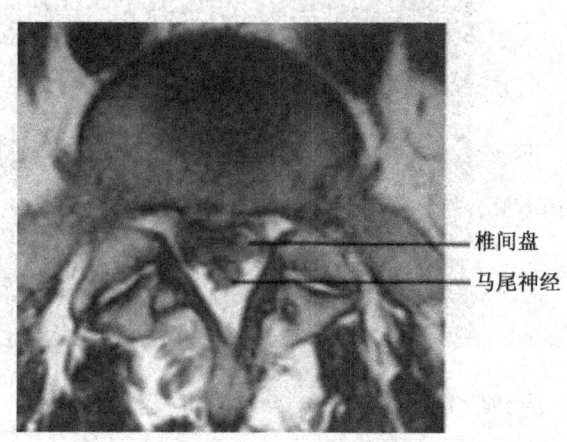

图156 椎间盘正后方突出(脱出),刺激马尾神经

经、臀中皮神经症状。如有二便排泄功能障碍及间歇性跛行出现,对诊断有指导意义。

2. 体征

梨状肌肌腹、骶髂关节缝、骶后八髎穴、臀后承扶穴等可触及肿胀、压痛阳性。

第十三讲　椎管狭窄（马尾神经）型腰椎间盘突出症

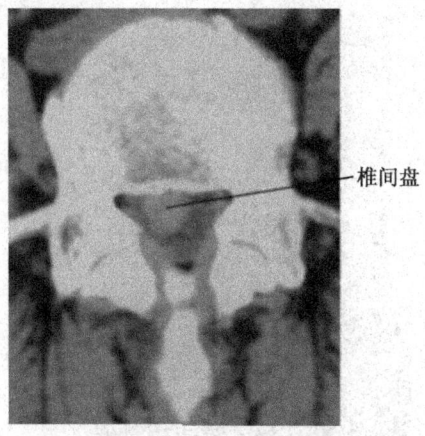

图 157　椎间盘向后方脱出，刺激马尾神经

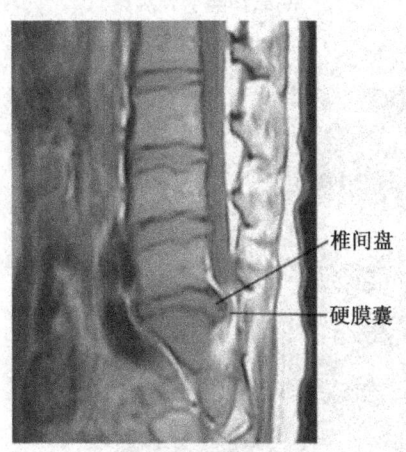

图 158　L_5S_1 椎间盘向后脱出，椎管狭窄，马尾神经受到刺激

3. 影像学结果支持

在临床上，当症状、体征与影像学出现不相符合时，以临床症状、体征为准（在椎间盘突出的诊断上，影像学只说明椎间盘解剖学上的位置变化，不能确定临床症状是否存在）。

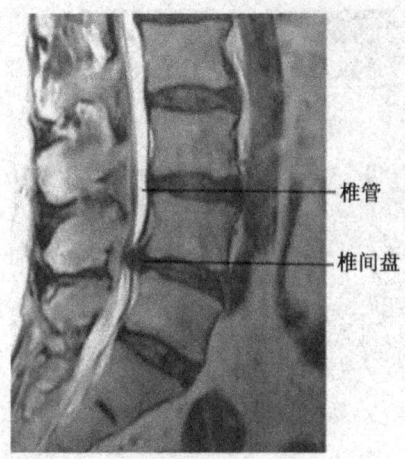

图 159 L_4、L_5 椎间盘脱出，椎管狭窄，马尾神经受到刺激

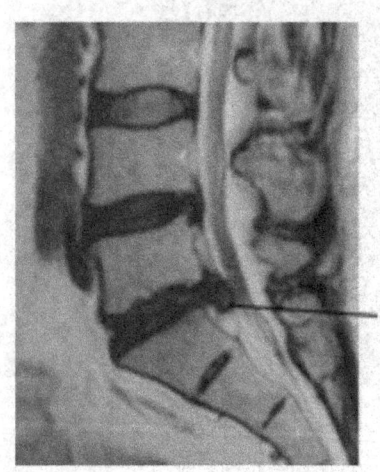

图 160 L_5S_1 椎间盘向后脱出（下垂），椎管狭窄，马尾神经受到刺激

（六）治疗

大约 50% 左右的椎管狭窄型腰椎间盘突出症可以通过保守治疗

第十三讲 椎管狭窄（马尾神经）型腰椎间盘突出症

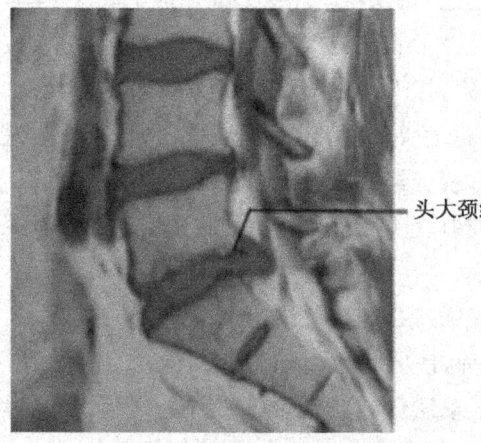

图 161　L_5S_1 椎间盘脱出（头大颈细），椎管狭窄，马尾神经受到刺激

达到临床症状消失，即临床痊愈（当然，与实施手法的医生技术水平相关）。但疗程相对较长，基本需要 3～6 个月，并且在影像学上可能没有解剖学上的变化，佐证缺乏（保守治疗无效时采用手术治疗，基本可以痊愈）。

保守治疗的原则与侧后方突出型相同，治疗措施同样不外乎牵引、理疗、针灸、推拿等。

1. 牵引

同前。

2. 针灸

参考脊神经根型的针灸治疗。

3. 推拿

（1）远端取穴：患者俯卧，医者首先在患者双侧小腿足太阳膀胱经之京门、申脉、昆仑、跗阳、承筋、承山穴及足少阳胆经阳陵泉、悬钟、丘墟穴及足阳明胃经条口、解溪穴附近寻找气滞血瘀之处，即以拇指或其余四指指腹做着力点，适度（即力度与速度适宜）在经络走行线上推、摸，可以探寻到明显筋结或压痛点，且多位于跗阳、承筋、悬钟近旁（也可以出现在小腿以下的足三阴经上腧穴），找到后即以此为俞行适度的揉法、按法、按推法、推法（按推法及推法的方向为逆经），每穴1分钟，力度以得气为标准。其余无明显压痛之穴，均行揉法、按法各半分钟。

(2)近端取穴：接上法，在骶髂关节缝、八髎穴、腰俞、会阴、承扶、秩边、环中穴寻找最疼痛敏感点，找到后依次行滚法、揉法、按法，每穴2分钟，得气为度；膀胱经腰骶段及八髎穴配合擦法（八髎以横擦为主，至温热感向下肢放射，能至足部最佳；推法采用逆经），至深层温热，紧张、痉挛的肌束放松。

(3)痛点(局部)取穴：接上法，首先在痛点（夹脊穴）行滚法、揉法、按法，5～10分钟，使紧张、痉挛的肌肉放松，疼痛缓解；然后配合主动运动法及被动运动法（在能施用的前提下），最后以督脉擦法结束（督脉采用顺经补法，自腰俞擦向腰阳关，热透腰腹为佳）。

①主动运动法（点按夹脊穴过伸法）：患者俯卧，医者立于床边，以双手拇指指腹做着力点，适度点按患者腰部痛点（夹脊穴），嘱患者将患肢在伸直情况下尽量向后过伸，并在能坚持状态下（未超负荷）反复3～5次。

②被动运动法（过伸牵引按压法）（图162）：患者俯卧，医者立于床边，以双手掌根叠加，按压在突出部位椎间隙的督脉上；一助手立于床头，面对患者头部方向，固定患者躯干上部；另一助手站在床上（或床尾），面对患者足部方向，双手分别握住患者双踝，将患者双下肢牵拉起

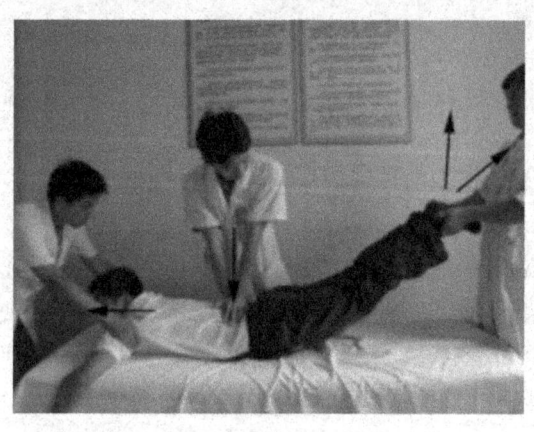

图162 过伸牵引按压法

第十三讲 椎管狭窄（马尾神经）型腰椎间盘突出症

来并使之慢慢过伸，当患者的脊柱过伸轴心位于病位（即医者掌根之下）时，医、助协调配合，在助手使患者双下肢短瞬被动过伸的同时，医者双手掌根同时适度短瞬用力下压，使病位的椎间盘产生位移（脊柱在牵引过伸状态下，椎间隙前宽后窄。适度、准确的在牵拉状态下使脊柱过伸并配合按压，可以使原本向后突出的椎间盘出现回纳运动）。

4. 腹部取穴

首先在足阳明胃经天枢穴至气冲穴段寻找压痛敏感点，找到后即行适度的揉法、按法，5分钟，至紧张、痉挛的肌束放松，疼痛缓解，下肢屈髋屈膝强迫体位缓解或消失。配合主动运动法及被动运动法：

①主动运动法（点按天枢穴直腿抬高法）：患者仰卧，医者立于床边，以四指指腹做着力点，适度按压在患者腹部足阳明胃经（天枢穴附近）的压痛敏感点上，嘱患者伸直下肢，尽力做直腿抬高动作，反复3～5次（注意高度及次数均不能超出耐受范围）。

②被动运动法（屈膝屈髋蹬空法）：患者仰卧，健肢伸直置于床上，患肢屈膝屈髋靠近床边。医者立于患者患肢侧，一手以前臂托扶患肢小腿（医者曲池穴对应患者昆仑穴），四指置于腘窝（中指按患者委中穴），拇指置于膝内侧；另一手扶按患者髌骨（医者劳宫穴对应患者髌骨中心点）。医者两手同时适度用力，使患者髋、膝关节尽量伸直，反复两次（扶按髌骨之手将患膝尽力推向远端，使小腿尽量伸直，托小腿之臂尽量向上抬举，使小腿被动直腿抬高的角度超过治疗前主动直腿抬高角度5～10度）（见图150）。

此法可以牵拉脊神经移动2mm左右，可以有效改善直腿抬高的角度，可以防止脊神经与周围组织（包括椎间盘）粘连。

但如果过度使用，可以导致脊神经因与周围挤压物过度摩擦而产生炎性水肿，加剧疼痛。此外，此法使用不当，可以损伤膝关节。因此，膝关节病变者应慎用。

（七）功能锻炼

参照侧后方突出。

下篇

腰椎间盘突出症相关疾病

在临床上，容易与"腰椎间盘突出症"混淆的疾病有很多，常见病症包括椎管狭窄症、腰椎滑脱症、骶髂关节错缝、耻骨联合分离、梨状肌损伤综合征等，临床应仔细鉴别，以避免误诊、误治。

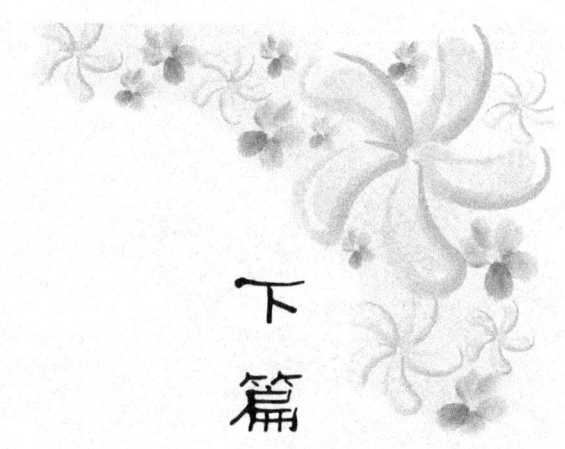

第一讲　椎管狭窄症

（一）相关概念

1. 椎管狭窄

椎管狭窄是指椎管内径的变小，它既可以是由于椎管外物体向椎管内突入引起，也可以是由于椎管内占位性病变引起。

2. 椎管狭窄症

椎管狭窄症是指由于椎管狭窄存在，并进而刺激、压迫椎管内组织（脊髓、马尾神经、脊神经等）而引发的一系列临床症状。严格的讲，它是一个"症"，而不是一个"病"。很多疾病（如椎间盘突出、硬膜囊囊肿等）都可以引起椎管狭窄，并引发一系列的临床症状。

（二）正常椎管

详见前述。

（三）临床引起椎管狭窄的主要病因

1. 椎间盘正后方突出

椎间盘位于椎管正前方，当椎间盘正后方突出、脱出时，可以直接突入椎管，造成椎管狭窄，并进而引发椎管狭窄症。

2. 后纵韧带、黄韧带肥厚或骨化、钙化，或后纵韧带、黄韧带出现皱褶

各种急慢性外伤可以导致后纵韧带、黄韧带肥厚或骨化、钙化，突入椎管引发椎管狭窄；椎间盘突出之后，椎间隙变窄，后纵韧带、黄韧带相对变长而出现皱褶，也可以突入椎管引发椎管狭窄，并进而引发椎管狭窄症。

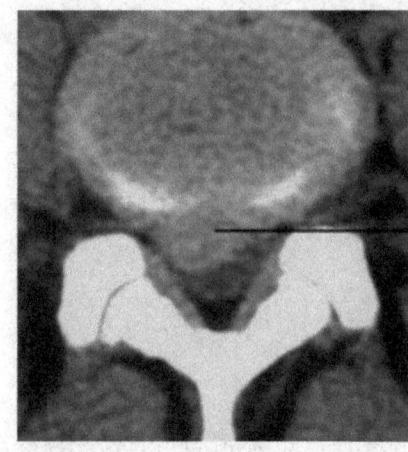

图163 椎间盘后方突出,引发椎管狭窄

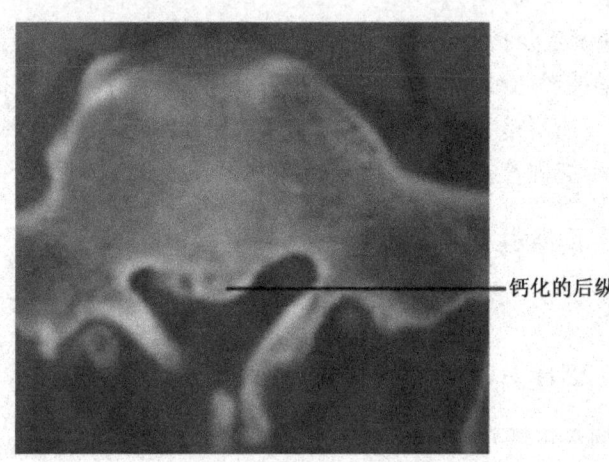

图164 椎骨后壁骨间嵴变异,后纵韧带钙化

3. 椎骨椎体后壁破损(如椎骨椎体后壁压缩骨折,骨片突入椎管)

外伤或椎骨肿瘤、结核等原因可以造成椎骨外伤性骨折或病理性骨折,椎骨后壁骨折时,破碎的椎骨骨片可以向后突入椎管,引发椎管狭窄及椎管狭窄症。

4. 椎管内肿瘤等占位性疾病

椎管内肿瘤、椎管内异物等均可以使椎管内径变小,引发椎管狭窄

第一讲 椎管狭窄症

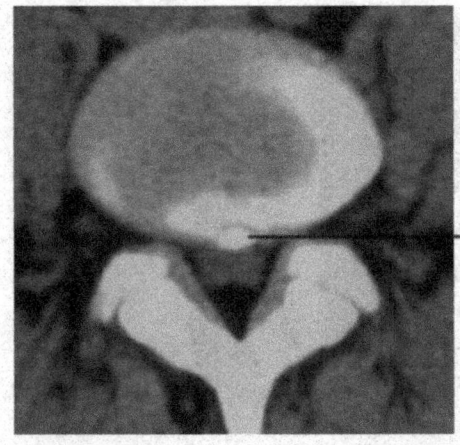

图165 后纵韧带钙化、突入椎管、引发椎管狭窄

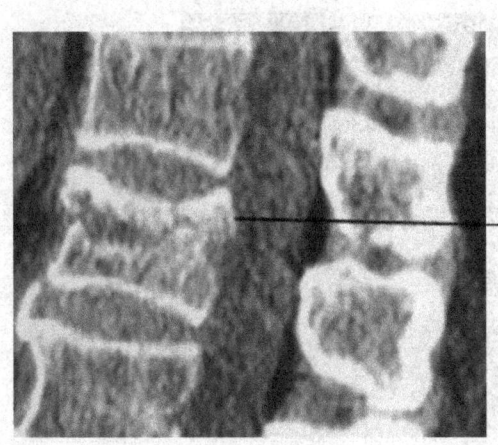

图166 椎骨压缩骨折,破损的骨片可以
向后突入椎管,引发椎管狭窄

及椎管狭窄症。

5. 椎管后部骺环与椎骨未愈合,突入椎管

有些人在发育过程中,椎骨骺环没能与椎骨完全联合在一起而成为游离体,有可能突入椎管,引发椎管狭窄造成椎管狭窄症。

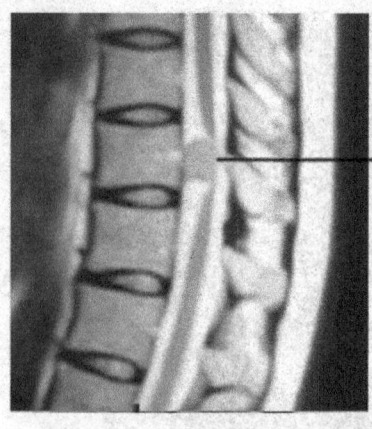

图167 椎管内肿瘤占位,椎管狭窄,
脊髓被挤压(MRI)

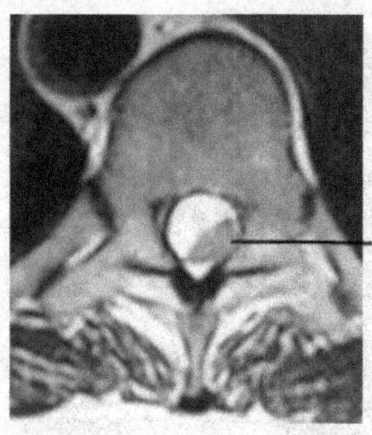

图168 椎管内肿瘤占位,造成椎管狭窄,
压迫脊髓(CT)

6. 骶管囊肿引起

骶管内囊肿,是引起椎管狭窄并引发椎管狭窄症的常见病因。

7. 椎骨后缘骨质增生,突入椎管,引发椎管狭窄

椎骨后缘的骨质增生,可以向后探入椎管,引起椎管狭窄,造成椎管狭窄症。

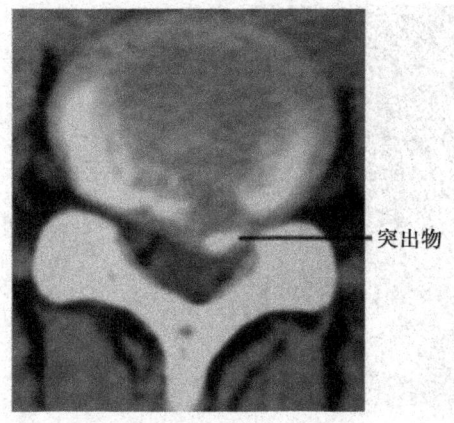

图 169　椎骨后上方骺环未愈合,向后突入椎管,
造成椎管狭窄(CT)

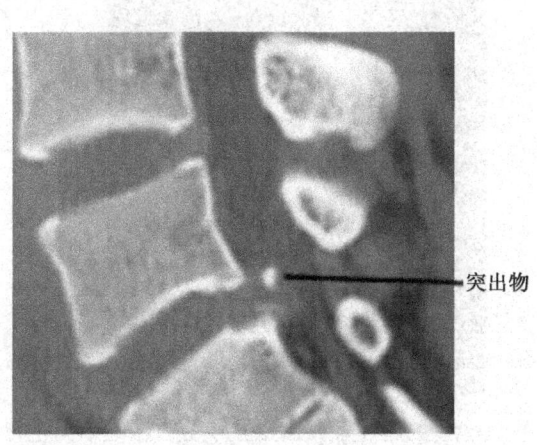

图 170　椎骨后上缘骺环未愈合,突入椎管,
造成椎管狭窄(MRI)

8. 其他原因

(四)临床症状

因为椎管狭窄出现的节段、程度不同,临床症状也不同。但其基本症状是一致的,就是出现狭窄以下节段脊髓症状或马尾神经症状。

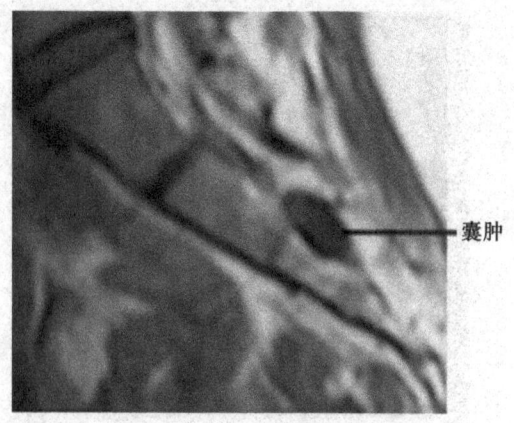

图 171　骶管囊肿

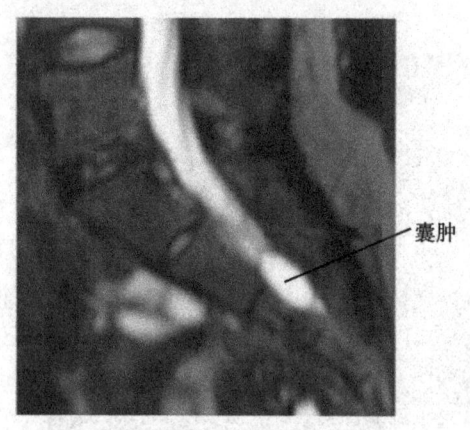

图 172　骶管囊肿

具体临床症状参照椎间盘后方突出。

(五)治疗对策

针对不同的病因、病情,要根据"急则治标,缓则治本"或标本兼顾的治疗原则,对症处理。主要目的是消除狭窄,减轻、消除临床症状。

治本措施主要是手术治疗,可以从根本上治愈疾病。治标方法包括药物治疗、手法治疗等,主要暂时缓解临床症状。

第一讲 椎管狭窄症

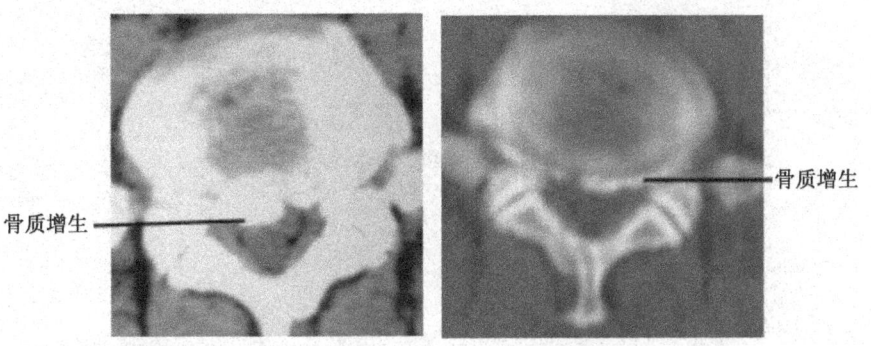

图 173 椎骨后缘骨质增生、突入椎管、引发椎管狭窄

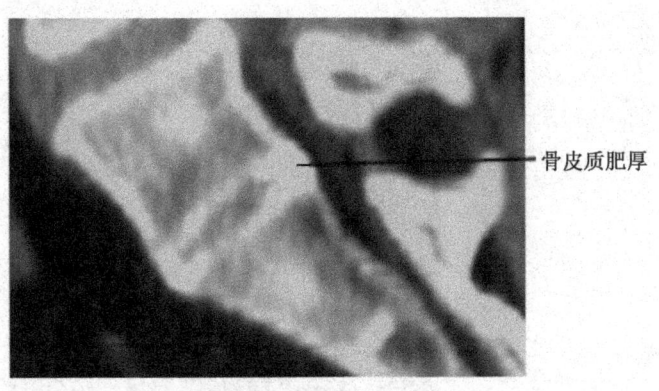

图 174 腰椎骶化,局部肥厚的骨皮质突入椎管,引发椎管狭窄

第二讲 腰椎滑脱症

(一)基本概念

在正常情况下,相邻椎骨的后缘位于一条连贯的弧线(腰曲)上,相邻椎骨后缘有时存在轻度偏差,但在 1mm 之内,可以忽略不计。

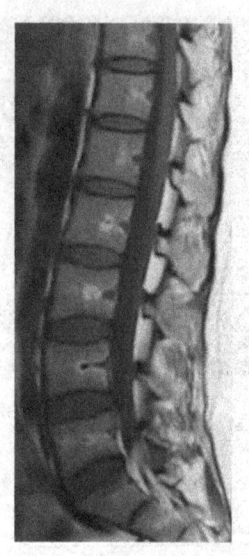

图 175 正常椎骨后缘在一条连续的弧线上

1. 腰椎滑脱

是指相邻的上下椎骨之间前后缘出现不同程度的阶梯样错位,是一种解剖学现象。

2. 腰椎滑脱症

腰椎滑脱症是由于椎体滑脱造成脊柱失稳,引发椎旁肌肉、韧带劳

第二讲 腰椎滑脱症

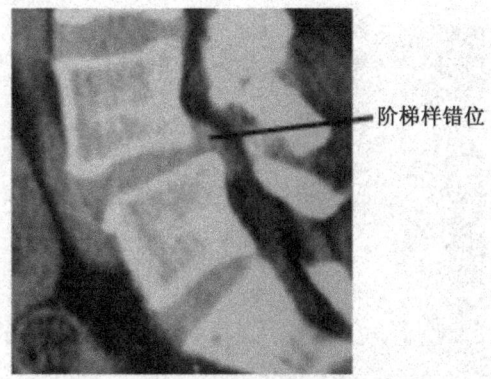

图 176　相邻椎骨前、后缘相错，不在一条连续的弧线上

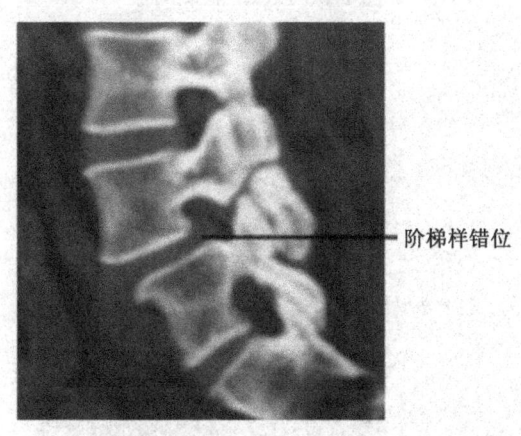

图 177　相邻椎骨前、后缘相错，不在一条连续的弧线上

损或牵拉脊髓、脊神经、马尾神经而引起的一系列临床症状。

（二）滑脱的病因

依据滑脱的病因，可以分为骨性滑脱和软组织性滑脱。

1. 骨性滑脱

骨性滑脱又称"真性滑脱"，系椎骨椎弓根断裂（峡部裂）引起，多缘于先天发育畸形或后天外伤引起（侧位片见有椎骨滑脱；斜位片见有椎弓根断裂）。

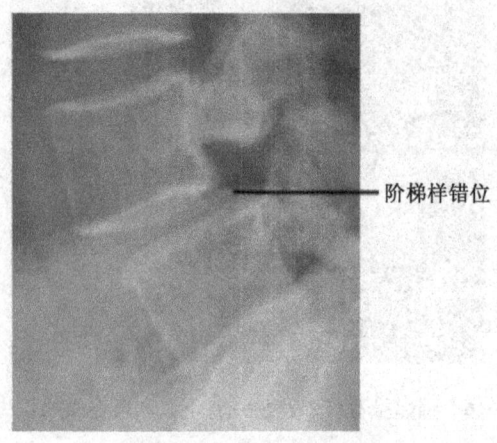

图178 L_4、L_5 椎体滑脱

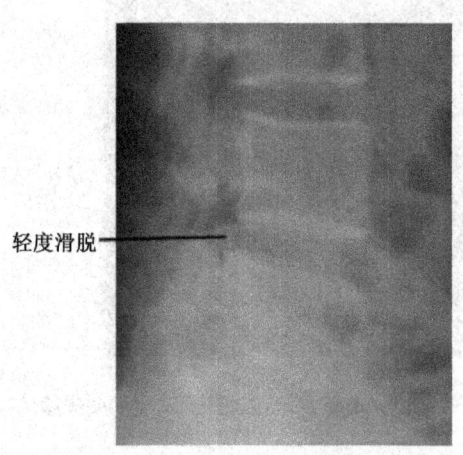

图179 L_4、L_5 轻度滑脱,椎间隙无明显变窄

单侧椎弓根断裂不会引起椎体滑脱,双侧椎弓根断裂则可以引起椎体滑脱。

2. 软组织性滑脱

软组织性滑脱又称"假性滑脱",系由椎间盘蜕变(膨出或突出)后,椎间隙变窄,椎旁韧带松弛,加之椎旁肌肉无力引起(侧位片见有椎骨滑脱,并伴有椎间隙变窄)。

第二讲 腰椎滑脱症

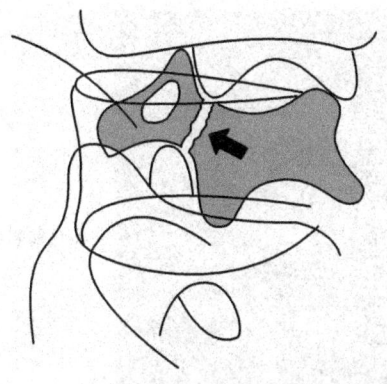

图180 椎弓根(峡部)断裂示意图

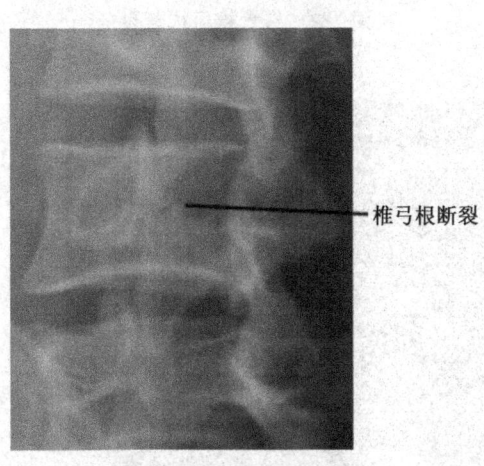

图181 椎骨椎弓根断裂

(三)滑脱的程度

依据椎骨相对位移的距离,划分滑脱的程度(有三级划分和四级划分)。

四级划分法:

1度:滑脱的距离近似椎骨四分之一;

2度:滑脱的距离近似椎骨的二分之一;

3度:滑脱的距离近似椎骨四分之三;

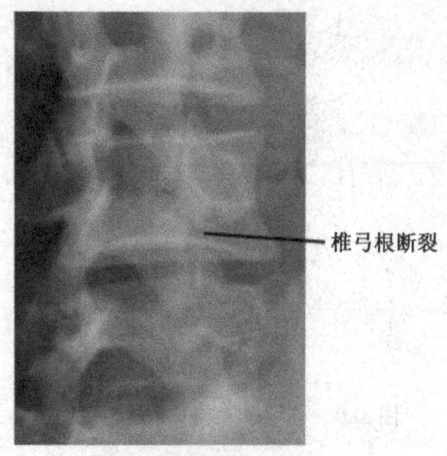

图 182　椎骨椎弓根断裂

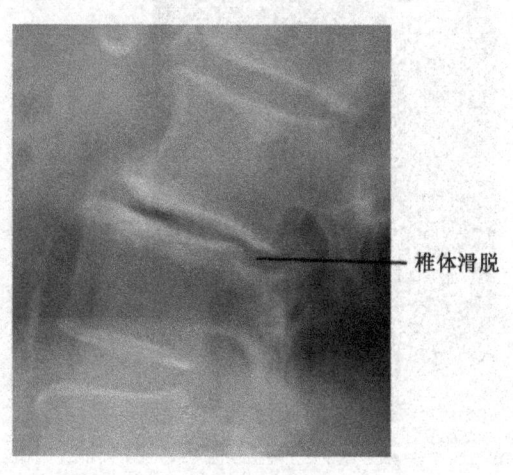

图 183　椎间盘突出引起椎骨滑脱(1 度),椎间隙变窄

4 度:滑脱的距离近似一个椎骨。

(四)滑脱症的临床症状

1. 引起腰椎滑脱的原发病症状

椎间盘突出引起者具有椎间盘突出症的基本特征;外伤引起椎弓根断裂者具有骨折的基本特征。

第二讲 腰椎滑脱症

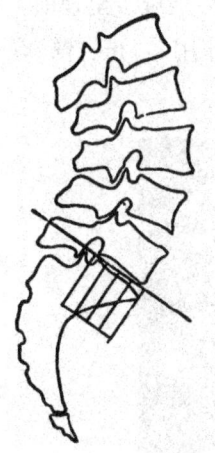
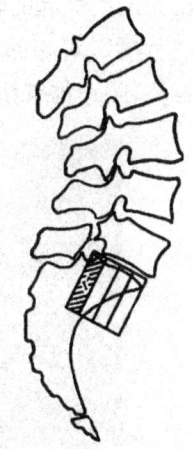

图184 椎体滑脱（左为正常，右为1度滑脱）

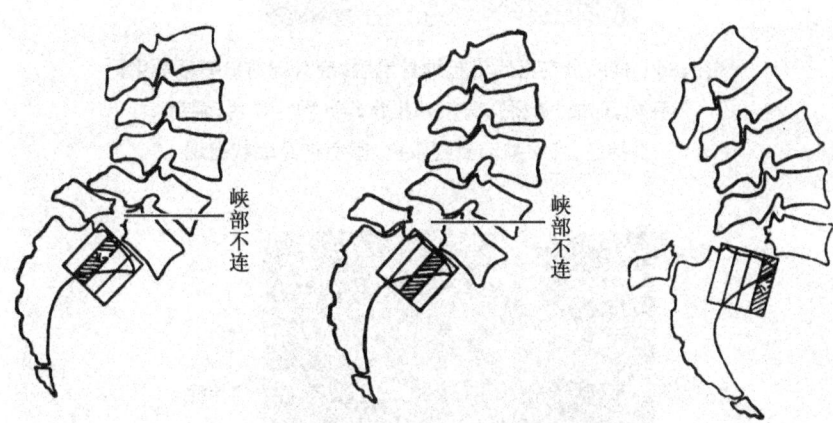

图185 椎体滑脱（从左向右，分别为2度、3度、4度滑脱）

2. 肌肉劳损症状

椎骨滑脱引发脊柱失稳，椎旁肌肉、韧带受到持续性牵拉，逐步出现椎旁肌肉劳损症状，如不及时干预，劳损症状会慢慢加重。

3. 椎管狭窄症状

轻度滑脱不一定引起椎管狭窄症状，只有当滑脱较大，牵拉硬膜囊（脊髓、马尾神经、脊神经）时，才会出现相应症状（详细临床表现见椎管狭窄型椎间盘突出症）。

椎间盘突出后引起的轻度假性滑脱,后期可以出现前纵韧带骨化、钙化,形成"骨桥",对相邻椎骨起到固定作用,防止脊髓、脊神经、马尾神经受到牵拉,防止椎管狭窄症出现。

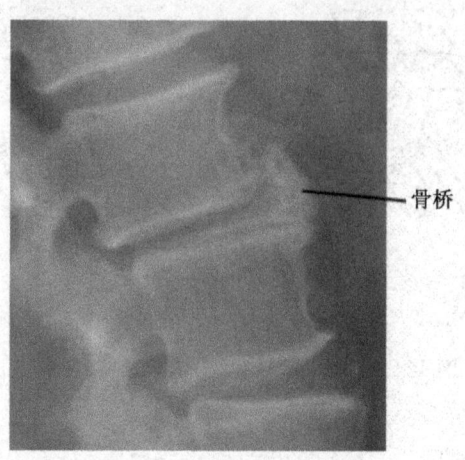

图186 椎间盘突出后引起椎骨滑脱,病久则前纵韧带骨化、钙化,形成"骨桥",对相邻椎骨起到固定作用,避免脊神经、马尾神经受到牵拉,避免神经症状出现

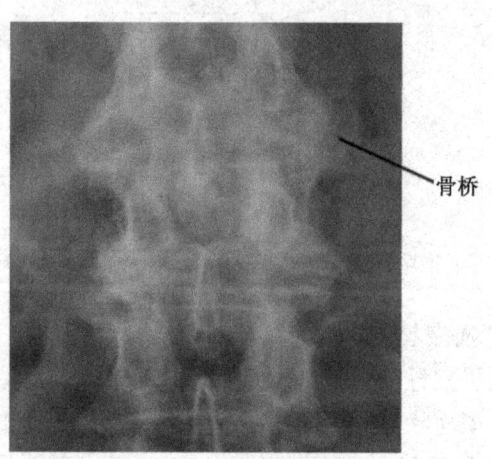

图187 椎间盘突出、椎骨滑脱后,椎骨边缘骨质增生,协助维持脊柱稳定

第二讲 腰椎滑脱症

(五) 滑脱症的治疗对策

由腰椎间盘突出引起的滑脱症参考腰椎间盘突出症治疗;由椎弓根骨折引起的滑脱症可以采取保守及手术治疗。

1. 保守治疗

适用于滑脱程度较轻者,患者只有肌肉劳损症状或虽有脊神经、马尾神经症状但症状不是持续性存在者。

(1)手法治疗:目的主要是消除肌肉劳损,参考肌肉劳损型椎间盘突出症治疗。

(2)功能锻炼:主要是增强椎旁肌肉的力量,减小滑脱程度,防止滑脱加剧。具体方法有燕飞、滚床、仰卧起坐等。

2. 手术治疗

固定断裂的椎弓根或椎骨。

第三讲　急性腰扭伤

急性腰扭伤是一个笼统的概念，它实际包括三个相对独立的病症，即"单纯腰部肌肉急性扭伤"、"单纯腰部韧带急性扭伤"及"急性腰椎小关节错缝（滑膜嵌顿）"。当然，以上三症也可以同时并存。

（一）急性腰部肌肉扭伤

1. 基础解剖

腰椎周围的肌肉主要包括竖脊肌、腰方肌、腰大肌等，它们是使脊柱完成主动运动的动力源，同时也是维持脊柱稳定的外在力量。详细解剖见前文。

2. 病因

（1）主动抗阻力收缩失败：肌肉在主动收缩时遭遇的阻力超过肌肉自身的力量，造成肌肉的急性牵拉伤（如一次搬动超过自身肌肉力量的物体或反复多次搬起较轻物体，肌肉耐力下降，导致物体重量大于肌肉力量）。

损伤的部位多位于肌腹，也可以位于肌肉附着处。

（2）过度被动牵拉：运动过程中脊柱的实际旋转角度超过肌肉的固有长度，造成肌肉的急性牵拉伤（如二人同时抬着一个重物向前扔出，一人松手过早，导致重物牵拉第二人脊柱产生超极限旋转运动）。

损伤的部位多位于肌肉附着处。

3. 病理

主要是病变部位的急性无菌性炎症，局部水肿、渗出，并可以刺激相邻神经干，引发干性神经痛。

4. 临床表现

（1）症状

第三讲　急性腰扭伤

病史：有明显的急性外伤史（外力可大可小），或有改变体位史，或有受寒、咳嗽、打喷嚏等病史。

腰痛：伤后立即出现，逐渐加剧；疼痛的性质是隐痛、胀痛或刺痛；程度轻重不一，与损伤的程度成正比（轻者可以坚持工作，重者可卧床不起）；疼痛特点是持续性存在，脊柱静止不动时较轻，脊柱活动时加剧。

神经放射痛：前面介绍过，腰大肌与脊神经有重要的比邻关系，腰大肌肿胀、痉挛，可以刺激脊神经干而引发脊神经干性放射痛出现（与腰椎间盘突出症的"干性"神经痛表现一致）。

腰椎功能活动明显受限：肌肉是脊柱各种运动的动力源，肌肉急性损伤后，无论其抗阻力收缩还是受到被动牵拉，均可以加剧损伤程度，引起疼痛加剧。因此，患者多"因痛而不愿动"（但忍痛依然可以动）。

脊柱侧弯：肌肉是维持脊柱稳定的外在力量，正常情况下两侧肌肉力量处于相对平衡状态，脊柱正直；肌肉损伤后出现保护性抑制，力量下降，脊柱肯定出现侧弯（多凸向患侧）。

(2) 体征

压痛、压串痛：压痛明显，局部可以触及肿胀、拒按。压痛点主要位于竖脊肌、腰方肌、腰大肌附着处，以腰骶髂三角（腰$_5$夹脊穴）、腰$_3$（腰$_2$、腰$_4$）横突、髂嵴最常见。

压痛点出现的部位与腰椎间盘突出症明显不同，后者位于夹脊穴。这是单纯腰部肌肉扭伤与腰椎间盘突出症的主要区别之一。

在肌肉肿胀没有刺激神经干时，压、串痛为阴性；刺激到神经干时，可以出现阳性。

椎间盘突出症相关体征阴性

直腿抬高试验及腹压增高试验可以出现"假阳性"，其他检查阴性，据此可以与腰椎间盘突出症相鉴别。

(3) 影像学：急性腰扭伤除脊柱侧弯外，本身没有太多特异性征象。但在临床上，急性腰扭伤时可以见有腰椎间盘突出症、腰椎滑脱症、椎管狭窄症等的所有征象（因为急性腰扭伤可以发生于任何人群，患有腰椎滑脱的人可以出现腰扭伤；患有解剖学椎间盘突出的人可以出现急性腰扭伤；曾经的腰椎间盘突出症患者，也可以出现急性腰扭伤）。

在急性腰扭伤的诊断中,更注重临床症状、体征,影像学仅仅是参考。

5. 治疗

(1)卧床休息:卧床休息有利于炎性水肿的吸收、消散。任何运动都可以加重肌肉的损伤。

(2)药物治疗:可以选择中药如七厘胶囊、云南白药胶囊;西药扶他林、氨糖美辛等。亦可外敷各种镇痛药膏(如消肿止痛膏,秘方)。

(3)针灸治疗:阿是穴、腰夹脊、肾俞、腰俞、腰眼、委中、膈俞、腰痛穴等。

(4)推拿治疗:单纯急性腰部肌肉扭伤忌用运动关节类手法。所用手法应强调轻柔和缓,以患者感觉舒适(不痛)为原则,宜采用俯卧或取舒适体位。常用的手法包括:

①长按法:首选腰痛穴、委中,再选腰夹脊、阿是穴,最后选肾俞、腰俞、膈俞。力量由轻渐重,以病位得气但患者感觉舒适,或虽有痛感但能耐受为度,每次 1 分钟,每穴 3 次。

②揉法:痛点施术,手法轻柔和缓,患者感觉不痛为佳,旋转半径越小越好,忌用速快、力沉、半径大的揉法,防止损伤部位受到再次牵拉,避免水肿、渗出加剧。使紧张、痉挛的肌肉放松即可。

按法、揉法主要作用是解除肌肉的紧张、痉挛,肌肉痉挛解除后,对损伤部位的牵拉力减小,可以减少渗出,缓解疼痛。

③滚法:病位施术,轻柔和缓,操作 5 分钟或至病位温热为度。

④指颤法:痛点施术。力度以患者感觉不痛(舒服)为标准,操作时强调颤动力度、频率、振幅始终如一,操作 20 分钟或至疼痛明显缓解或消失。

⑤擦法:以白酒作为介质(将 60 度左右白酒倒入盘中,引火点燃),手掌蘸上燃烧的白酒,在病位做擦法,3~5 分钟。

滚法、颤法、擦法的主要作用是改善局部微循环,促进炎性水肿的吸收、消散,散瘀止痛。

以上手法治疗 1 次,疼痛即可明显减轻或消失,但即使疼痛明显缓解或消失,也强调要连续治疗 3 次,以求水肿完全吸收、消散,避免继发纤维化、粘连而演变成慢性腰肌劳损。

（二）急性腰部韧带扭伤

腰部韧带主要包括棘上韧带、棘间韧带、横突间韧带、黄韧带、前纵韧带、后纵韧带等，这些韧带在维持脊柱稳定、防止脊柱过度运动（前屈、后仰、旋转）时起重要作用。

由于棘上韧带、棘间韧带远离脊柱运动的轴心，受牵拉几率大，损伤相对较多。

1. 病因

韧带损伤主要是外力所致。

韧带不能主动收缩变短，也不能受牵拉无限变长，在韧带受到足够牵拉力处于自身长度极限时，如果再受到同方向牵拉力，必然引起损伤。

在日常活动中，脊柱多数情况下处于前屈位，在脊柱前屈 90 度之前，脊柱的稳定主要由竖脊肌完成，此时如果出现较大的使脊柱继续前屈的外力，竖脊肌损伤首当其冲。但当脊柱前屈大于 90 度以后，维持脊柱稳定的力量，主要来源于棘上韧带、棘间韧带，此时如果脊柱受到使之继续屈曲的外力，棘上韧带、棘间韧带的牵拉损伤在所难免。如：前滚翻受限时（此时脊柱处于极度屈曲位）有人在臀部助力；或在蹲位（脊柱极度前屈时）有人在肩背突然施力按压，都会引起腰部韧带的扭伤。

2. 病理

主要是韧带附着处的急性无菌性炎症，局部水肿、渗出。

3. 临床特征

（1）疼痛：损伤后立即出现疼痛，并逐渐加重。

（2）压痛点：压痛点位于棘突尖（棘上韧带附着处）或相邻棘突间（棘间韧带附着处），以棘突尖上者居多。痛点可触及肿胀，拒按。

（3）功能受限：简称"收缩不痛牵拉痛"，即脊柱极度前屈时诱发疼痛或使疼痛加剧（牵拉痛）；脊柱主动后伸时无碍（但当局部肿胀明显时可以出现挤压痛）。

据压痛点、功能受限的不同，可以与竖脊肌急性损伤相鉴别。竖脊肌损伤时压痛点位于横突部位，收缩、牵拉均疼痛；韧带损伤时压痛点位于棘突上（间），只在牵拉时出现疼痛。

肌肉与韧带损伤时的疼痛表现有所不同。肌肉具有主动收缩功能，急性牵拉伤时不但被动牵拉时出现疼痛，主动收缩时也出现疼痛（同样可以牵拉损伤病位），即"收缩、牵拉均疼痛"；韧带不具有收缩功能，只是在受到被动牵拉时出现疼痛，即"收缩不痛牵拉痛"。

4. 治疗

参照肌肉损伤处理。

（三）腰椎小关节错缝（滑膜嵌顿）

腰椎小关节即指腰椎"椎间关节"，"小关节错缝"实际即指"滑膜嵌顿"。

1. 病因

主要是腰椎不协调用力所致，具有以下特征：

（1）"不经意"状态下发生：也就是患者所说的"没有在意"。此时肌肉处于放松状态，脊柱稳定性相对较差。

（2）适宜的角度：多是在脊柱屈曲位或后仰位时附加旋转动作所引起。腰椎椎间关节近似矢状位，脊柱前屈及后仰时受力面小，稳定性相对较差。

（3）外力相对较小：在注意力不集中，肌肉松弛，角度适宜时，较小的外力即可使关节产生移动，造成"错缝"。如果外力太大，反而容易引起人的注意力集中，而一旦注意力集中，肌肉紧张度上升，关节稳定性就会加强，此时如若产生损伤则容易损伤肌肉，而不是造成关节错缝。

2. 病理

主要是关节囊的内层（滑膜）嵌顿在关节缝中，同时伴有滑膜的挤压性炎性水肿。

关节腔呈负压，在正常情况下，关节囊的滑膜层可以在关节液的润滑下在关节缝内适度移动而不被卡压，但当关节的运动过于急骤时，滑膜的滑动可能迟滞于关节面的运动，从而被卡压在关节面之间，形成"嵌顿"。

3. 临床特征

（1）病史：多是在注意力不集中、脊柱处于屈曲或后仰位旋转腰部

第三讲　急性腰扭伤

时发生,外力可能很小,有时甚至只是改变了一下体位或者咳嗽一声,或者打了一个喷嚏。有些人叙述在损伤时曾经听到关节错动的"弹响"声。

(2)疼痛:多为"刺痛",损伤后立即出现,特点是脊柱"不动不痛,动则痛作,作则痛剧"。

(3)功能障碍:出现典型的"强迫体位",即脊柱固定在某一个角度,既不敢伸直,也不敢屈曲。因为,椎间关节是脊柱运动的轴心之一,滑膜嵌顿在关节缝内之后,任何腰部运动都可以加剧关节面对滑膜的卡压,从而引发和加剧疼痛。为了避免这一情况出现,脊柱会出现保护性强迫体位。患者常自述腰部有"卡住"、"别住"的感觉,有时上下床、翻身均感困难,并强调"不动不痛,动则痛发(作)"。

(4)压痛点:位于棘突旁(夹脊穴)。有时可以摸到偏歪的棘突或紧张的棘上韧带。可以伴有椎旁肌肉紧张。

(5)脊柱侧弯:椎间关节是脊柱运动的轴心之一,滑膜嵌顿在关节缝内之后,为了避免、减轻关节软骨对滑膜的卡压,脊柱出现保护性侧弯,此与功能障碍病理相同。

4. 治疗

(1)治疗原则:整复错位、恢复功能。

(2)治疗手法

①指揉法:在椎旁紧张、痉挛的肌肉、韧带上施术,手法轻柔和缓,以患者感觉"不痛"为度,使紧张的肌肉、韧带放松,便于使用复位法。

②复位手法:包括定位侧扳法、滚床法、定位旋转复位扳法、背法、弯腰挺立抛出法、下蹲拍按捋顺法等。

定位侧扳法:详见前。

滚床法:患者正坐床上,双下肢自然垂于床边。一助手面对患者而立,固定患者双下肢。医者立于患者后侧,双臂自患者腋下穿过,抱住患者躯干上部(胸部)。医、助相对用力,先使患者脊柱被牵引开,然后在保持足够牵引力下,先使脊柱尽量左旋,再使脊柱尽量右旋(动作一气呵成,中间不能出现停顿,牵引力不能松懈)。

定位旋转复位扳法(坐位):详见前。

侧扳法、滚床法、旋转复位扳法适用于脊柱多方位功能受限,作用

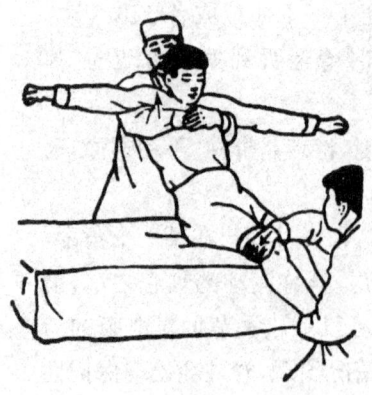
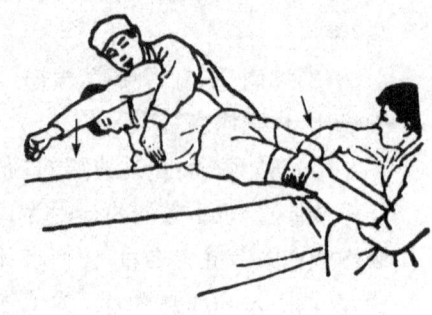

图188 滚床法

一致,临床上任选一种即可。

背法(图189):仅适用于患者脊柱处于后仰位,不能前屈(弯腰)者。

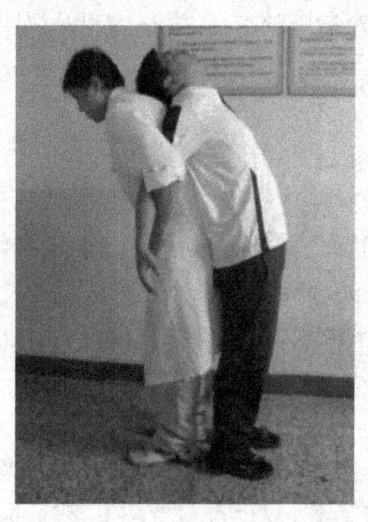
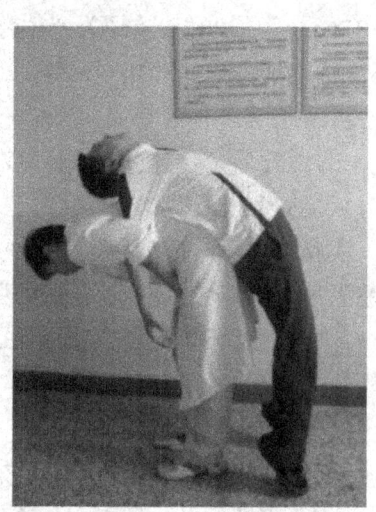

图189 背法

医、患背靠背而立,医者双臂钩紧患者双臂(肘部相交),医者慢慢弯腰,嘱患者将头部及脊柱尽量靠近医者后背,双下肢尽量放松(不能屈起下肢),待患者足尖就要离地之时,医者臀部短瞬向上托顶,至患者

第三讲 急性腰扭伤

双足完全离地即可。没有必要将患者完全背起后再颠簸数下（医者太累且患者容易紧张而屈曲双下肢，损伤腹部肌肉），人体正常的后仰角度仅在30度之内，只要患者双足离地，角度已经足够。

弯腰挺立抛出法（图190）仅适用于患者脊柱处于前屈位，不能直腰（后仰）者。

患者正立，双足分开，与肩同宽。医者立于患者后方，丁字步站好（前脚位于患者双足之间），双手将患者拦腰抱住。一助手面对患者而立，嘱患者尽力弯腰并在其弯腰过程中在其肩背部适度用力按压，迫使患者弯腰至极限（此时患者反应性想要直腰）；在患者直腰的过程中，医者双手及胯部同时用力，将患者抱起后上下颠动一下再将患者缓慢向前抛出（手法前向患者交代清楚，嘱患者站稳，助手同时在前方给予保护）。

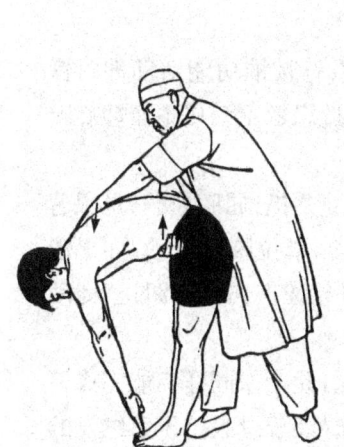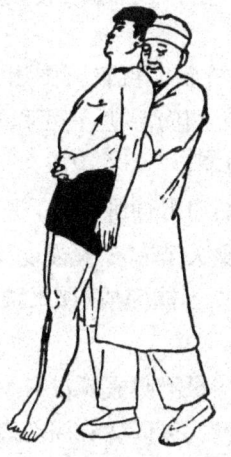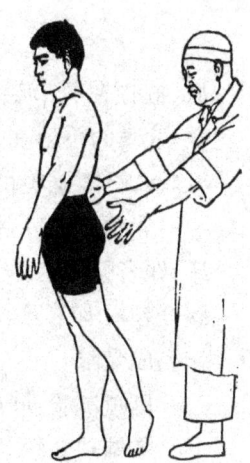

图190　弯腰挺立抛出法

下蹲拍按捋顺法：适用于下蹲受限及蹲位直腰起立时疼痛。

患者双足叉开并尽量下蹲，医者侧站其后，一手扶按患者肩背部，另一手扶按患者腰骶部，双手同时用力下压，使患者尽可能下蹲；在患者下蹲至极限时，医者按患者腰骶之手掌叩腰骶数次，然后再以掌根做着力点，在脊柱两旁竖脊肌上自上而下行推法数次。

单纯的腰椎椎间关节滑膜嵌顿，经上述手法（对症任选其一）治疗

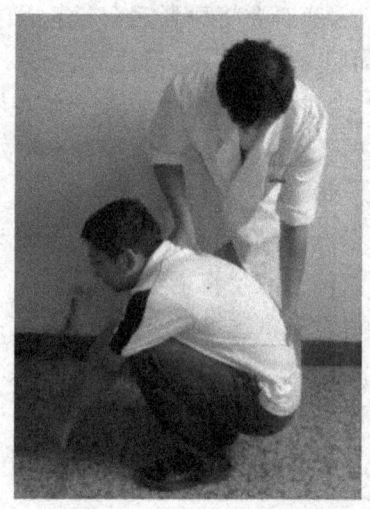

图191　下蹲拍按捋顺法

后,嵌顿在关节缝中的滑膜即可自行弹出,患者腰椎功能活动即时恢复,表现为可以在正常范围内活动,也可以通过患者主动屈膝屈髋旋腰试验及挺腹试验得到验证。

屈膝屈髋旋腰试验:患者仰卧床上,双下肢并拢,屈膝屈髋,足跟着床;医者嘱患者尽量做膝关节左右大幅度摆动(牵拉腰椎运动,如果滑膜嵌顿没有消除,此动作不能完成;如果腰肌急性损伤没有纠正,此动作完成受限)。

挺腹试验:同前。如果滑膜嵌顿没有解除,此动作同样不能完成。

腰椎功能活动恢复后,可以遗有局部疼痛(缘于滑膜挤压后继发的无菌性炎症),参照急性外伤性滑膜炎治疗,3次之内即可痊愈。

手法复位后病位可以外敷膏药,协助滑膜炎症的消散。另外,卧床休息,避免风寒,均是必要的。

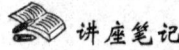讲座笔记

> 在临床上,如果滑膜嵌顿与肌肉、韧带损伤同时出现,应该先纠正关节错缝,然后再解决肌肉、韧带损伤。首先应对这类疾病进行鉴别。

（四）急性肌肉扭伤、韧带扭伤、滑膜嵌顿的临床特征

1. 共性

均为急性起病,病史短;痛点拒按,可以触及肿胀。

2. 不同点

病因、压痛点、功能障碍各有特点。

(1)急性肌肉损伤：病因：既可以是主动收缩损伤，也可以是被动牵拉损伤所致。压痛点：多数位于肌肉附着处（膀胱经循行线上），疼痛呈持续性，"不动痛轻,动则痛剧"。腰椎功能活动虽然受限,但忍痛能动,是因痛而不愿动。

(2)急性韧带损伤：病因：受到超极限的被动牵拉所致。压痛点：位于棘突上或棘突间（督脉），可以摸到痉挛的韧带束，疼痛呈持续性，疼痛性质与肌肉损伤相似，"前屈时加剧，后仰时无碍"。脊柱功能活动仅在过度前屈时受限，后仰正常。

(3)急性腰椎小关节错位：病因：多是在前屈或后仰位旋转腰椎引起，常发生在不经意状态，外力可能很小。压痛点：位于椎旁（夹脊穴），疼痛为刺痛，非持续性，脊柱"不动不痛、动则痛作"。功能障碍以"弹性固定"为特征，脊柱固定在某一角度，既不敢屈，也不敢伸。

第四讲　慢性腰肌劳损

腰肌劳损是指由于腰部肌肉受到超过生理极限的长时间的牵拉（包括等距收缩），导致肌纤维出现疲劳性断裂，局部水肿、渗出且未能及时吸收、消散，反而继发纤维化、粘连而成的一类慢性疾病。

临床上以慢性、持续性腰痛为主要临床特征。

（一）病因

临床上能够引起腰肌受到持续性牵拉（或等距收缩），诱发肌肉劳损的原因很多，主要有两大类。

1. 肌肉自身的原因

（1）急性损伤失治、误治：在日常工作、生活中，各种轻微的肌肉急性损伤在所难免，只要治疗及时、彻底、正确，急性水肿和渗出就可以完全吸收消散，不留任何后遗症状。但如果失治（没去治或没治彻底）或误治（方法不正确），水肿、渗出没能完全吸收消散，可以继发纤维化、粘连，形成慢性劳损。

（2）长期、持续的单一姿势：长期、持续的不良坐姿、站姿（如脊柱久居前屈位或侧屈位），使椎旁肌肉受到持续性牵拉，超过生理极限后即引发急性水肿；由于患者缺乏正确的、足够的医疗知识，认为属于正常现象或因症状轻微，或以工作太忙为借口不去诊治，导致局部水肿、渗出未能及时吸收、消散，反而继发纤维化、粘连，日积月累形成慢性劳损。

单纯腰肌劳损（又称"原发性腰肌劳损"）仅指上述原因引起者。

2. 脊柱内稳定因素出现病变，脊柱失稳在先，牵及椎旁肌肉

（1）腰椎间盘蜕变：前文已述，椎间盘是维持脊柱稳定的内在因素之一，椎间盘蜕变后，椎间隙改变，椎体滑脱（图192），脊柱就会失去稳

第四讲　慢性腰肌劳损

态。为了维持脊柱稳定,迫使椎旁肌肉增加负荷,日久积生劳损(现多归类于腰椎间盘突出症范畴)。

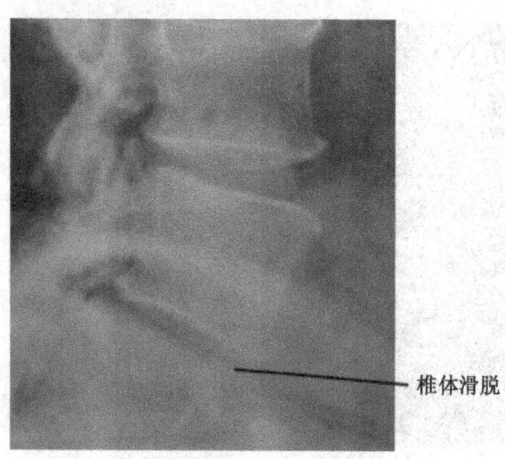

图 192　椎间盘突出,椎骨滑脱,脊柱失稳

(2)椎骨骨质增生:椎间盘蜕变后,椎骨边缘及椎间关节继发骨质增生(多一块),顶、挤相邻椎骨,造成脊柱失稳,使椎旁肌肉负荷加大,诱发肌肉劳损(图193)。

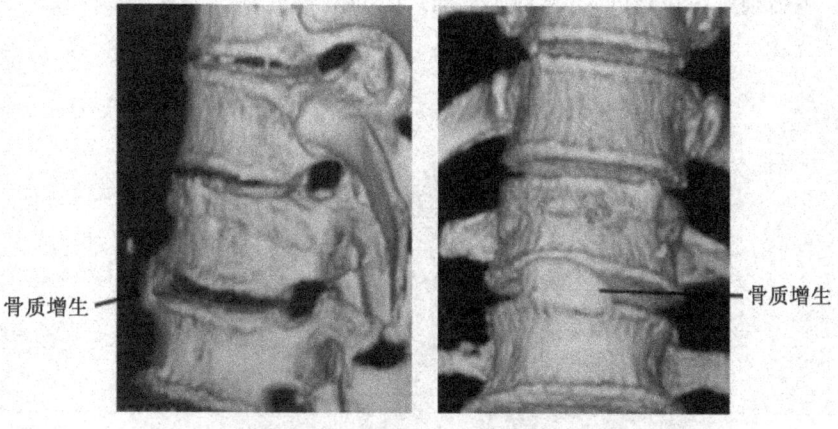

图 193　椎骨骨质增生,挤压(顶推)相邻椎骨,
引发脊柱失稳

(3)椎骨压缩骨折：椎骨压缩骨折后，完整的椎骨外形消失（少一块），造成脊柱失稳，迫使椎旁肌肉负荷增加，日久积生劳损（图194）。

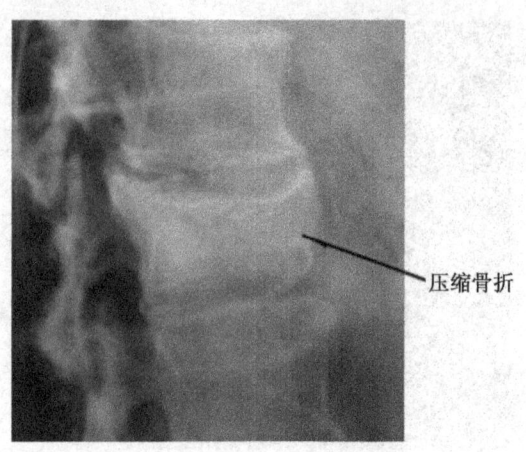

图194 椎骨压缩骨折，完整外形改变，引发脊柱失稳

(4)先天生理畸形

①腰椎骶化或骶椎腰化：腰椎骶化或骶椎腰化，可以导致腰椎的正常生理活动长度变化，为了维持脊柱稳定，椎旁肌肉负荷增加，日久积生劳损。可以诊断为"腰椎骶化症"或"骶椎腰化症"。

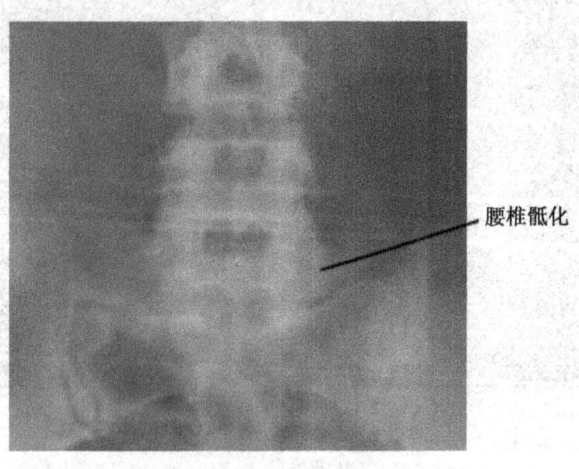

图195 腰椎骶化

第四讲 慢性腰肌劳损

②第 5 腰椎横突肥大:有人第 5 腰椎横突肥大,与骶骨相互摩擦或者形成"假关节",造成脊柱失稳,椎旁肌肉负荷加大,日久积生劳损。可以诊断为"第 5 腰椎横突肥大症"(图 196～图 197)。

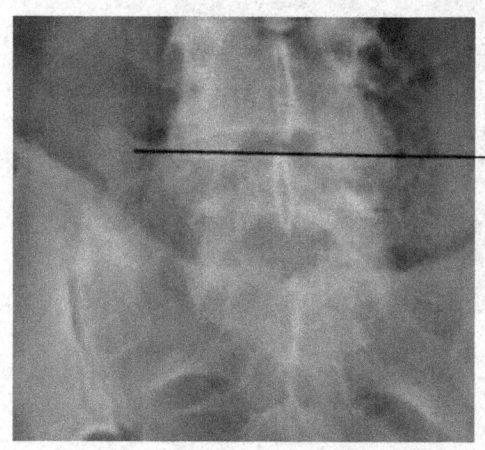

图 196 单侧"假关节"形成

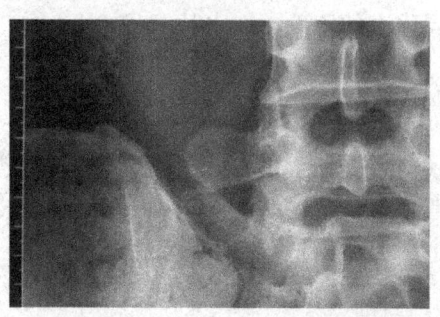

图 197 单侧第 5 腰椎横突与骶骨形成"假关节"

③ 峡部裂:椎弓根先天未愈合,导致脊柱失稳,椎旁肌肉负荷增加,诱发肌肉劳损。可以诊断为"腰椎滑脱"(图 198)。

总之,由于各种原因导致脊柱内稳定丧失在先,引起脊柱失稳,并进而使椎旁肌肉负荷增加,日久引发慢性腰肌劳损,统称为"继发性腰肌劳损"。

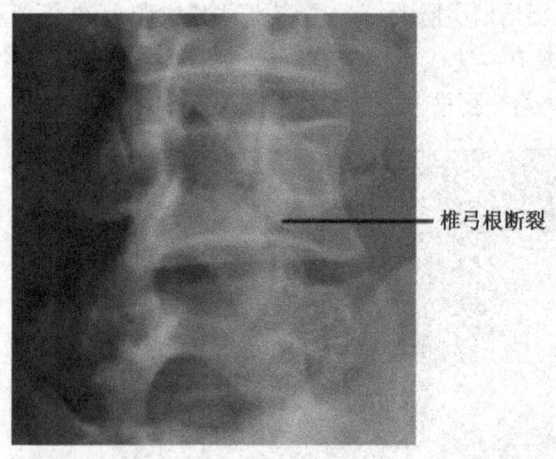

图 198　椎弓根断裂

（二）病理

慢性肌肉劳损的主要病理特征就是（病变病位）肌纤维的纤维化、粘连，并伴有不同程度的急性炎性水肿。

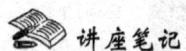 讲座笔记

> 肌纤维的纤维化、粘连导致肌肉有效功能长度缩短，再次运动时容易出现新的牵拉伤，从而导致纤维化、粘连与炎性水肿并存的病理特征。

（三）临床特征

与肌肉劳损型腰椎间盘突出症相同，只是病因不完全相同而已。

疼痛病史较长，可达数年或几十年；程度多数不是很剧烈，平时可以忍受；疼痛时作时止或持续性存在，或轻度疼痛突然加剧。

腰痛的特点是僵硬不舒或酸胀、酸痛，伴沉重感、寒凉感；晨起症状明显，稍事活动后减轻，但劳累后加重；痛处喜暖喜按，得暖得按痛减（平时喜欢以手叩击）；受寒、天气变化、节气交替可诱发或加重病情；症状反复发作，每次诱因、症状及好转的方式相似。

第四讲　慢性腰肌劳损

（四）治疗与锻炼

参照肌肉劳损型腰椎间盘突出症。其中，"原发性腰肌劳损"经过系统治疗与功能锻炼，可以完全康复。"继发性腰肌劳损"由于病因不能完全消除，症状难以根治（不能去根儿）。但经过系统的推拿、针灸、理疗等治疗，配合正确、持之以恒的功能锻炼，慢性腰痛症状可以得到明显改善或暂时消失。

养成良好生活、工作习惯，避免单一姿势过久，避免感受风寒等，可以有效避免、防止复发。

第五讲　急性骶髂关节错位

骶髂关节错位是指在外力作用下,骶髂关节周围的韧带被牵拉损伤,导致骶髂关节稳定性下降并被牵拉错位的一种病变,临床常见。

(一) 基础解剖

骶髂关节由髂骨的耳状关节面与第 1、第 2、第 3 骶椎侧面的关节面构成,关节表面凹凸不平,联合紧密;关节囊紧张,前后有坚韧的韧带保护(骶、髂两骨之间也有坚韧的韧带连结),属于稳定性较强的关节,平时不容易出现错位(图 199~图 200)。

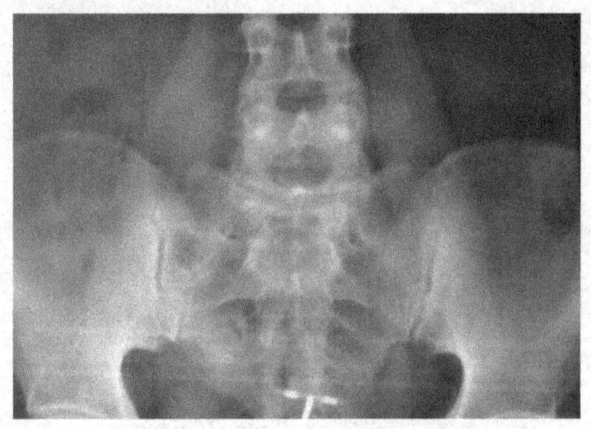

图 199　正常骶髂关节,双侧对称

髂骨连结下肢,骶骨骶前孔有脊神经前支穿出(参予组成坐骨神经),骶髂关节错位后,两骨之间的间隙扩大,可以牵拉坐骨神经,引发"干性"坐骨神经痛。

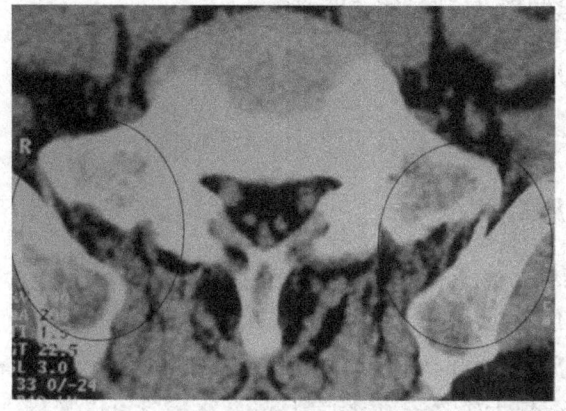

图200　正常骶髂关节关系(CT)

(二) 病因

骶髂关节本身属于稳定性关节,周围有坚韧的韧带保护,不容易出现错位。只有当外力较大,或关节旋转速度过快,或受力角度适宜,超出了韧带的保护程度时,才可能出现错位。

1. 外伤

跌仆闪错导致单侧臀部受力,冲击力通过髂骨传递到骶髂关节及其周围韧带,当外力较大,不能被关节周围韧带完全消减时,可以造成关节周围韧带损伤,或产生关节错位。

2. 蹲位旋转起身

人体在完全放松状态下处于坐位或下蹲位时,关节周围肌肉、韧带相对松弛,关节稳定力相对薄弱;此时,如果突然转身起立,关节周围肌肉收缩不协调,可以牵拉关节产生错位(仅见于习惯性错位)。

3. 内分泌因素

孕妇在分娩前后,在松骨素作用下,关节周围韧带松弛(便于胎儿自腹腔降入盆腔),对关节的稳定作用下降,此时如果遭遇适宜外力(包括分娩),可以造成关节错位。

4. 腰椎间盘突出症

腰椎间盘突出症患者由于双侧肌肉、韧带、神经功能的不对称,可以引发骨盆倾斜,导致骶髂关节错缝。

(三)病理

骶髂关节错位,合并周围韧带急性牵拉伤。

(四)临床表现

1. 症状

(1)外伤史:多数患者有明显病史,患者自知。

(2)疼痛:疼痛在伤后立即出现,逐渐加剧;性质多为胀痛、刺痛;痛处固定不移,位于骶髂关节缝或臀部(此疼痛既可以来自于关节错缝,也可以来自于关节错缝后伴有的周围肌肉、韧带急性牵拉伤)。

(3)坐骨神经痛:如果关节错位牵拉到坐骨神经,可以出现典型的"干性"坐骨神经牵拉痛(但不是一定出现)。

(4)功能活动障碍:骶髂关节是脊柱屈伸运动轴心之一,错位后表现为不敢直立前屈,否则疼痛加剧(但坐位前屈无碍)。

患肢不敢负重站立,走路跛行。

(5)脊柱侧弯:保护性抑制引起。

2. 体征

(1)压痛点:位于骶髂关节缝,可以伴有关节周围韧带及臀大肌、梨状肌紧张、痉挛。

(2)骶、髂骨上端前后位置不对称:患者俯卧,医者指腹置于骶髂关节缝,仔细触摸骶骨、髂骨上端,双侧对比,可以发现患侧髂骨与骶骨的关系不一样,或高或低(高时提示髂骨上端后移,低时提示髂骨上端前移)。

(3)双下肢假性不等长:对比双下肢,发现患肢与健侧不等长,或长或短1厘米左右。

(4)特殊检查

① 4字试验(派崔克试验):患者取仰卧位,健侧下肢伸直;患侧膝关节屈曲,使下肢外展外旋,患踝置于健侧膝关节上(呈4字形)。医者双手分别按压健侧髂骨及患侧膝关节内侧,使患肢尽量贴近床面,引起患处疼痛出现或加剧为阳性(图201)。

第五讲 急性骶髂关节错位

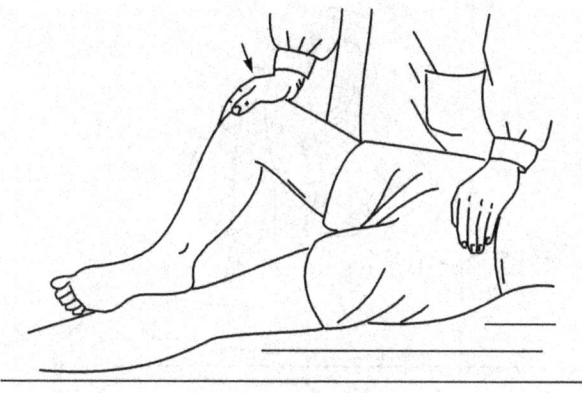

图201 4字试验

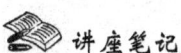 讲座笔记

> 4字试验提示骶髂关节处有病变。

②骨盆挤压与分离试验：患者仰卧，双下肢伸直。医者双手分别置于双侧髂骨髂前上棘，用力使骨盆归合或分离，引起疼痛出现或加剧为阳性。

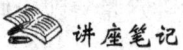 讲座笔记

> 骨盆挤压与分离试验提示疼痛侧骶髂关节存在病变。

③患侧屈膝屈髋试验：患者仰卧，健侧下肢伸直。医者使患者患肢尽量屈膝屈髋，使膝近其肚，引发患处疼痛出现或加剧为阳性（或者，在患侧下肢屈膝屈髋时，为避免疼痛产生，健侧下肢同时也不自觉屈膝屈髋）。

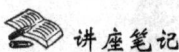 讲座笔记

> 屈膝屈髋试验提示疼痛侧骶髂关节存在病变。

④患侧单髋后伸试验（姚曼试验）：患者俯卧，双下肢伸直。医者一手按压健侧髂骨后方，另一手牵拉患侧踝关节，使患肢尽量后伸，引发或加剧疼痛为阳性（图202）。

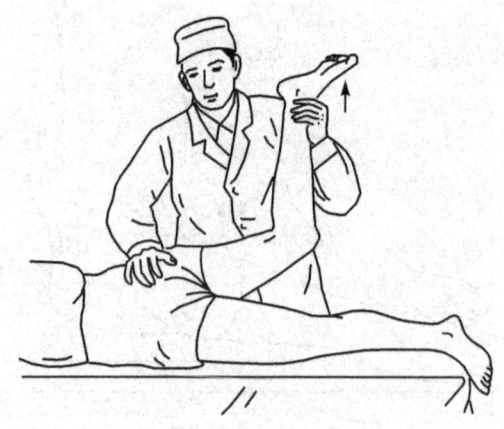

图 202　患侧单髋后伸(姚曼)试验

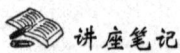 讲座笔记

单髋后伸试验提示疼痛侧骶髂关节存在病变。

⑤床边试验(盖斯林试验)：患者靠近床边仰卧，伤肢在外。医者使患者健侧屈膝屈髋并保持不变，患肢慢慢移出床边并尽量直腿后伸，引发或加剧疼痛为阳性。

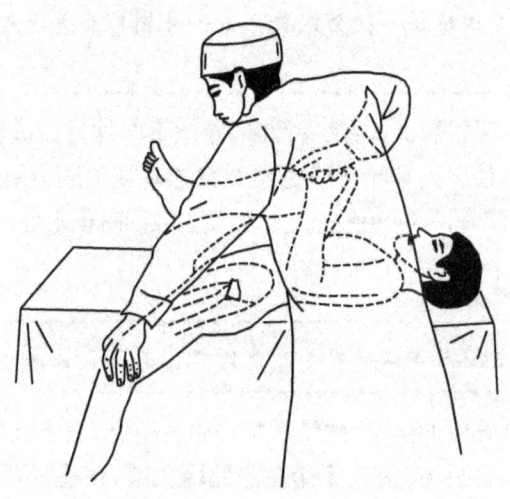

图 203　床边试验(盖斯林试验)

第五讲　急性骶髂关节错位

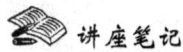

> 盖斯林试验提示疼痛侧骶髂关节存在病变。

⑥坐、立位弯腰试验：患者先做直立弯腰前屈动作，再做坐位弯腰前屈动作，均感疼痛者提示腰骶关节有病变；如直立弯腰前屈时疼痛，但坐位弯腰前屈时不痛，提示骶髂关节有病变。

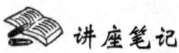

> 坐、立位弯腰试验在临床上，还可以通过坐、立位弯腰试验来区分腰骶关节病变与骶髂关节病变。

类似的检查还有很多，只要能够牵引骶髂关节运动，都可以作为检查方法(如单腿跳跃试验、仰卧屈髋试验等)。

3. 影像学

可以见到患侧骶髂关节缝变窄或变宽，或左右不对称(图204～图207)。

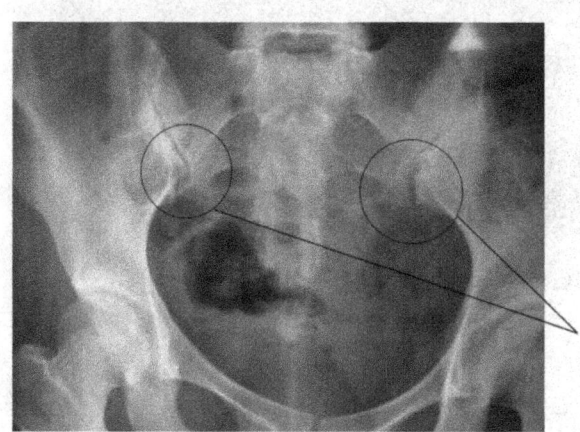

图204　双侧骶髂关节缝不对称

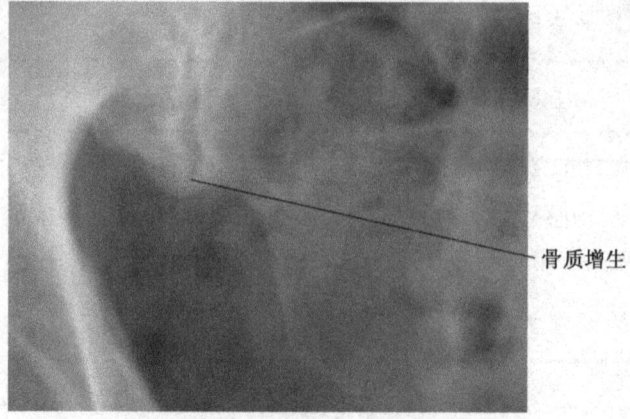

图205 陈旧性骶髂关节错缝,关节缝下端骨质增生

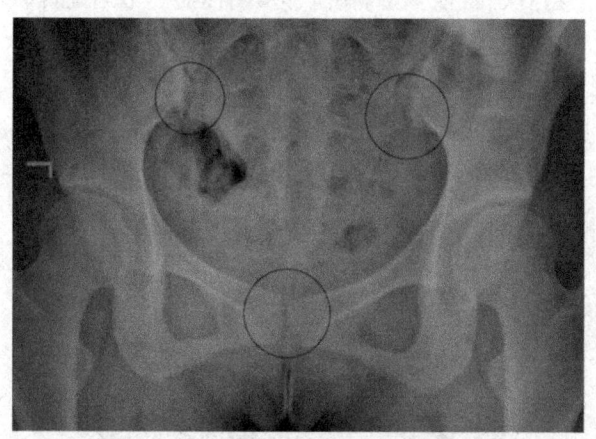

图206 腰椎间盘突出症时骨盆倾斜,骶髂关节错位(两侧髂骨不等高)

(五)治疗

1. 治疗原则

整复错位、恢复功能。

2. 治疗手法

(1)滚法、揉法:痛区施术。手法轻柔,使关节周围紧张、痉挛的肌

第五讲　急性骶髂关节错位

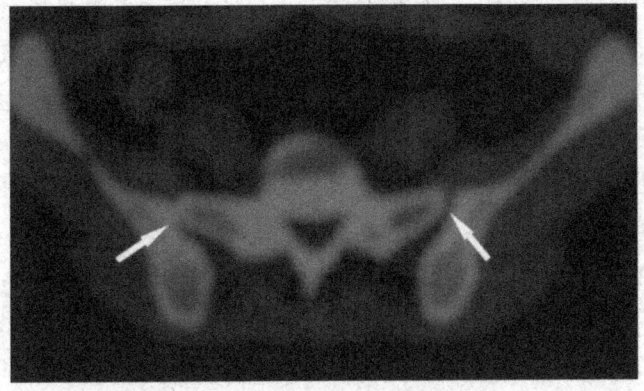

图207　双侧骶髂关节缝不对称

肉、韧带放松即可,解痉止痛。

(2)按法:主要选取阿是穴、腰俞、十七椎、八髎、委中、申脉,得气为度,每穴3次。通络、解痉、止痛。

(3)被动运动法

①过伸按压法:适用于髂骨后错者(骶髂关节缝处可以触及髂骨向后异常隆凸)。

患者俯卧,双下肢自然伸直。医者立于患者患侧(图208),一手以掌根按压在患者骶髂关节缝上,另一手扶握住患肢膝关节上方股骨;按

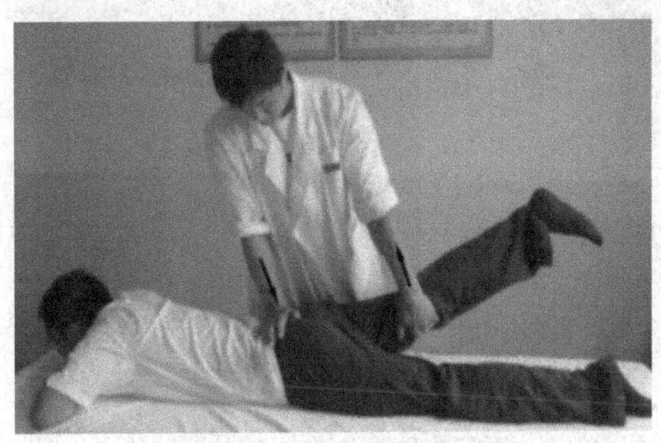

图208　骶髂关节过伸扳法

压骶髂关节缝之手不动,扶握膝关节上方之手将患肢慢慢尽量向正后方过伸,当下肢过伸达到极限时,双手同时反方向短暂发力(按压在骶髂关节缝处之手向下压,膝部之手向上扳),使骶髂关节产生错动,关节复位(操作时可以听到关节复位产生的响动)。

②屈膝屈髋按压法:适用于髂骨前错位(骶髂关节缝处可以触及髂骨向前异常塌陷)。

患者仰卧,双下肢自然伸直。医者立于患者患侧(图209),丁字步站好,一手握患肢踝关节,另一手扶患肢髋关节处。握踝关节之手施加足够牵引力(保持膝关节伸直),先做髋关节摇法3~4次,感觉到患肢完全放松时,迅速使患肢屈膝屈髋(扶髋之手先托扶膝关节,使之屈曲,然后以前臂横压在患肢膝关节下方胫骨上),使患肢膝关节尽量接近腹部,并反复按压二次(按压时患肢膝关节指向同侧肩关节)。

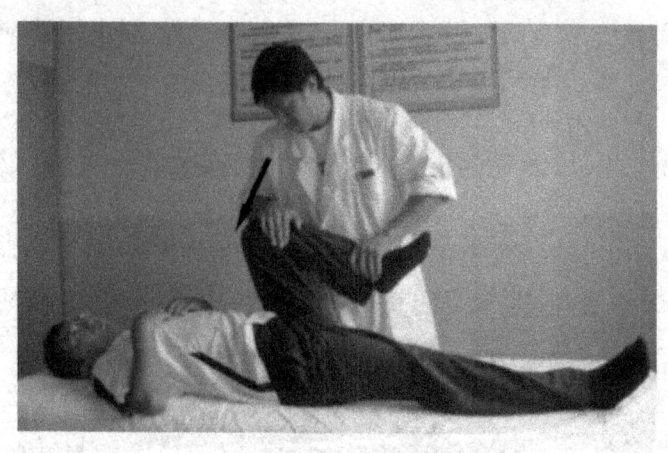

图209 骶髂关节屈膝屈髋按压法

③骶髂关节合法:适用于骶髂关节前、后错位。以右侧为例其操作是:

患者侧卧,双下肢自然伸直,伤肢(右下肢)在上。一助手位于患者头顶侧,固定患者躯干上部。医者立于患者后方,丁字步站好,右手握住患肢踝关节,左手扶在髋关节外侧。

A. 握踝关节之手保持足够牵引力(维持下肢伸直),先做下肢摇法3~4次,然后将患肢向远端(偏后)尽量拔伸;

第五讲　急性骶髂关节错位

B. 扶髋之手自患肢大腿后侧经内侧向前斜向勾住膝关节上方，保持下肢牵引力不变；握踝关节之手放松，同时将患侧踝关节夹在医者右腋下；医者躯干后仰，使患肢的牵引力得到延续（牵引膝关节上方之手放松）；

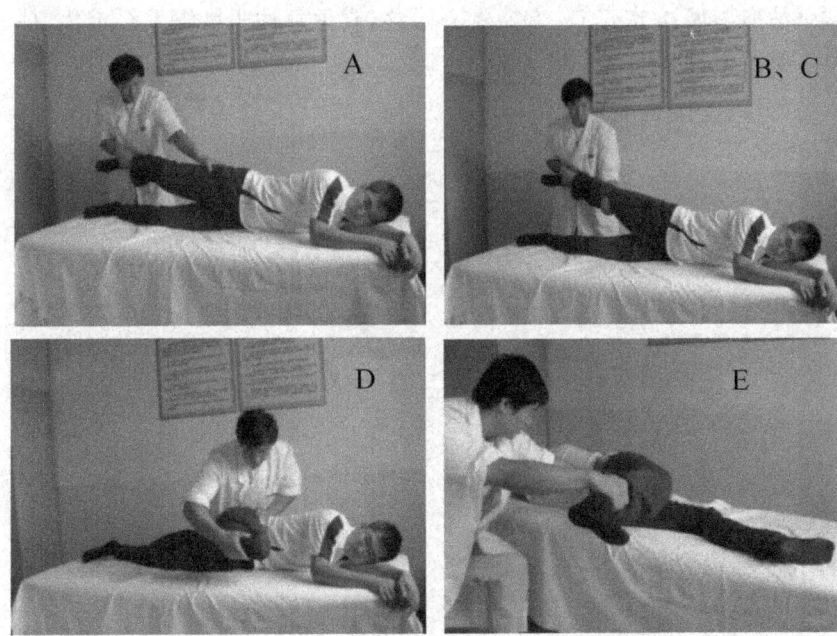

图210　骶髂关节合法

C. 医者左脚受力，在保持足够牵引力下，右脚先向后前方移动一步；然后右脚受力，左脚再向前移动一步（医者躯干始终后仰，保持患肢的牵引力不变、不泄）；

D. 医者左手迅速拍按患者腹股沟上方腹部，然后马上移至骶髂关节后方并向前推按；右手同时使患肢迅速屈膝屈髋后马上移至膝关节下方胫骨并向后推按，使膝近其肚；

E. 医者右脚向后移动一步，右手滑移至踝关节，握住踝关节并牵拉下肢向后过伸（左手同时向前推按）。

骶髂关节合法操作强调流利自如、协调连贯，只有如此，才能达到预期疗效。不经过长时间练习，手法拖泥带水，形似而神不似，很难达到理想效果。

(4)散法、推法：痛区施术，散瘀止痛。

急性骶髂关节错位经上述对症处理一次可愈。但其伴有的关节周围肌肉、韧带损伤（包括坐骨神经症状），不可能一次痊愈，需要巩固治疗（活血散瘀）3次左右，方能告一段落，避免急性水肿继发纤维化、粘连，引发慢性疼痛。

第六讲 梨状肌损伤综合证

(一) 基础解剖

1. 梨状肌

梨状肌(图211)起于第2至第5骶椎前面,肌纤维斜向后下方,穿过坐骨大孔,经由髋关节后方,止于股骨大转子尖。

受骶丛分支(S_1、S_2)支配。

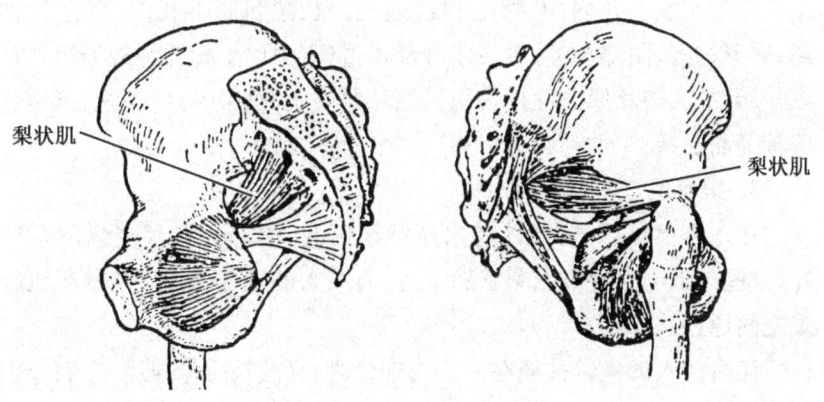

图211 梨状肌

梨状肌近固定时主要使大腿外旋。远固定时一侧收缩使骨盆转向对侧;两侧同时收缩使骨盆后倾。静立状态下维持髋关节稳定。

梨状肌在下肢外展外旋位或由下蹲位转为直立位时,受力较大,最易引起损伤,即临床常见之"梨状肌损伤"。

2. "梨状肌上孔"与"梨状肌下孔"

梨状肌自骨盆内向臀后侧走行时,穿过坐骨大孔,将坐骨大孔分为上、下两部分,分称"梨状肌上孔"与"梨状肌下孔"(图212)。

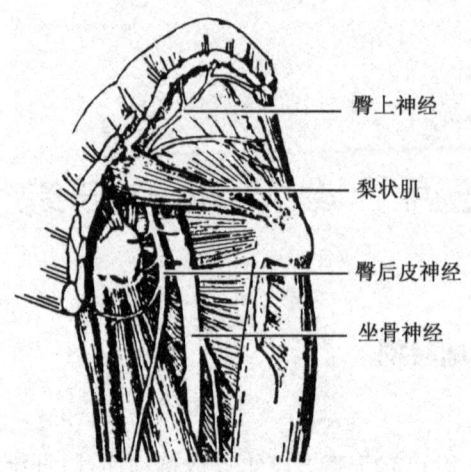

图 212　梨状肌与相邻神经

在梨状肌上孔内，有臀上神经通过。在梨状肌下孔内，有坐骨神经、臀下神经、阴部神经、股后皮神经通过（其中以坐骨神经最为粗大）。

所以，当梨状肌急性损伤引发梨状肌肿胀、痉挛时，可刺激、挤压这些神经而引起"干性神经放射痛"。

3. 梨状肌与坐骨神经

在正常情况下，坐骨神经出梨状肌下孔，但部分人存在解剖学变异，有些人的坐骨神经出梨状肌上孔；有些人的坐骨神经自梨状肌肌纤维之间通过。

还有些人的坐骨神经在盆腔内即分为胫神经、腓总神经，它们分别从梨状肌上孔、下孔或肌腹中通过。

这种解剖学变异导致梨状肌在痉挛、肿胀时，更容易刺激、压迫坐骨神经（或胫神经、腓总神经），引发"梨状肌损伤综合征"，并对预后产生重要影响（见效慢，疗程长）。

4. 梨状肌与坐骨神经近距点的寻找方法

在正常解剖情况下，从髂后上嵴至骶骨裂孔做一直线，从此直线的中心点，再向股骨大转子尖引一直线，这条直线的中、内 1/3 交界处（或中心点偏内侧附近），即为梨状肌下缘与坐骨神经距离最近点（环中穴）。此点向上 1～2 厘米处，为梨状肌肌腹，常作为梨状肌局部封闭注

第六讲 梨状肌损伤综合征

射点。

(二) 病因

1. 外伤

在直立状态下,下肢固定不动,骨盆向前运动;或在负重行走时,一侧下肢突然向侧后方滑动;或在下蹲位负重突然站起;或久处下蹲位(一侧受力较大);或坐位时下肢外展外旋时间过久(或翘二郎腿时间过久)等,均可能引起梨状肌急性损伤。

2. 受寒

寒凉刺激可以引起肌肉收缩、痉挛,微循环障碍,在肌肉启动收缩运动时,容易引发损伤。

(三) 病理

梨状肌急性损伤,局部水肿、渗出,产生急性无菌性炎症(单纯梨状肌损伤);或梨状肌肌腹肿胀、痉挛,肌腹变粗,刺激相邻神经干,引发"干性"神经痛(梨状肌综合征)。

(四) 临床特征

1. 单纯梨状肌损伤

(1)疼痛:局限在臀部梨状肌部位;疼痛的程度轻重不一,与损伤成正比;多呈持续性;疼痛性质多样,轻者可以是隐痛、酸痛或痛而发凉,重者可以出现"刀割样"、"抽筋样"、"烧灼样"剧痛,难以忍受,常夜不成寐。

(2)压痛点:压痛局限在梨状肌肌腹处(环中、秩边),强阳性,同时可以触摸到紧张、痉挛的肌束。

(3)功能活动障碍:肌肉在主动抗阻力收缩及受到过度被动牵拉时疼痛明显加剧,患者因此不能久站、久坐;卧位时疼痛相对较轻,患者多数情况下喜侧卧,伤肢在上且屈膝屈髋(膝关节内侧以枕头等软物适当高度支撑,以保证梨状肌不受牵拉);患者常述说不敢坐位屈膝屈髋穿袜子,不敢坐低沙发,否则疼痛加剧(坐适宜高度的硬面凳子、椅子无碍)。

(4)神经放射痛:无"干性"神经放射痛。

(5)腰痛:无腰痛或虽有腰痛但极轻微(系梨状肌疼痛经神经反射至腰部引起)。

(6)外展外旋下蹲试验阳性

外展外旋下蹲试验:患者两腿分开与肩同宽,足尖稍外展,嘱患者尽量下蹲,诱发或加重梨状肌疼痛者为阳性。

(7)梨状肌紧张试验阳性

梨状肌紧张试验:患者仰卧,健肢伸直,患肢屈膝屈髋,足跟着床;医者推压患肢膝关节外侧,使患肢尽量(过度)内收内旋,牵拉梨状肌产生疼痛或引起疼痛加剧者为阳性。

(8)局部封闭试验:盐酸利多卡因 5ml(100 毫克)梨状肌局部封闭,疼痛消失(如果患者是梨状肌损伤综合征,封闭后坐骨神经痛症状立即减轻或消失,可以据此与根性坐骨神经痛鉴别。因为局部封闭后梨状肌痉挛消失,对坐骨神经干的刺激减小或消失)。

2. 梨状肌损伤综合征

(1)症状特征:除梨状肌损伤症状外,伴有周围神经放射痛(以坐骨神经为主,其次是臀上神经)。注意与其他原因引起的坐骨神经痛鉴别。

无腰痛或虽有腰痛但轻微。

(2)体征:压痛在梨状肌肌腹,压串痛阳性。

腰椎周围无压痛点。

腰椎间盘突出症、骶髂关节错缝等的相关体征阴性。

(3)影像学:无特殊征象。

(五)治疗

1. 治则

温经通络,解痉止痛。

2. 治法

(1)药物治疗:可以内服解痉止痛类中、西药;可以局部热敷(详见前);可以局部封闭治疗。

(2)针灸治疗:腰夹脊、十七椎、八髎、环中、环跳、秩边、殷门、委中、

第六讲 梨状肌损伤综合征

申脉。

(3)推拿治疗

①滚法、揉法:病位施术,手法轻柔和缓,以患者感觉舒适(不痛)为度,5~10分钟,或至病位深层有温热感。

温经散寒,通络止痛。

②按法:选取环中、秩边、阿是穴、委中、膈俞、跗阳等,力量由轻渐重,得气为度,长按30秒至1分钟,每穴3次。

③散法:痛点施术,至病位深层温热。

④擦法:擦督脉骶段,擦八髎,至病位温热。

经上述治疗后,3~5次明显见效,正常情况下10次左右可愈。

第七讲　髂胫束劳损

（一）基础解剖

1. 大腿阔筋膜

大腿阔筋膜是全身最大的深筋膜，呈鞘状（圆筒状），包裹在大腿所有肌肉的周围，形成"肌外膜"；并深入到肌肉之间，形成"肌内膜"。（即"肌间隔"，位于大腿肌肉前群与内侧群之间的为"内侧肌间隔"；位于前群与后群之间的为"外侧肌间隔"；位于内侧群与后侧群之间的为"后侧肌间隔"）。

阔筋膜（肌外膜）具有紧束大腿肌肉作用，可以使大腿肌肉在协同收缩（维持髋、膝关节直立）时更有力；其形成的肌间隔，可以分隔不同肌肉，使它们在各自运动（屈伸髋、膝关节）时更自由。

2. 髂胫束

阔筋膜在大腿外侧肥厚的部分（源于有阔筋膜张肌腱膜及臀大肌部分腱膜的加入），称为"髂胫束"（图214）。

髂胫束行于大腿外侧，上端在股骨大转子处悬挂于阔筋膜张肌腱膜及臀大肌腱膜（部分腱膜抵止于髂前上棘），下端抵止于腓骨小头内侧的胫骨上。

髂胫束主要有股外皮神经（腰丛）分布。

在髂胫束走向上，有中医"足少阳胆经"分布，主要腧穴有"居髎"、"风市"、"阳陵泉"等。

（二）病因

主要是髂胫束受到持久性的牵张引起，如久站、盘膝久坐等；也可以缘于股骨骨折之后畸形愈合，导致股骨上下端之间出现旋转或长度

第七讲 髂胫束劳损

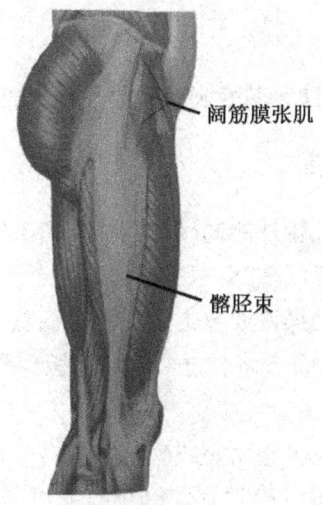

图 213 髂胫束

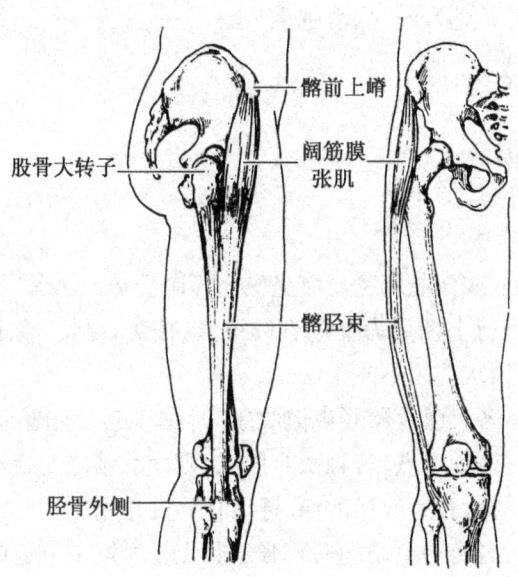

图 214 髂胫束

加大,牵拉髂胫束引起。

(三) 病理

主要是筋膜的慢性无菌性炎症及继发的纤维化、粘连。

(四) 临床特征

(1) 主要表现为大腿外侧僵硬、酸胀、疼痛不舒。
(2) 部分患者伴有沉重感、寒凉感。
(3) 平时喜欢以手揉按或捶击患处以求症状缓解。
(4) 压痛阳性,压痛点多位于"足少阳胆经","风市"至"阳陵泉"一段。
(5) 在患者直立或盘膝而坐或坐位下肢自然伸直状态下,以四指指腹在髂胫束上触摸,可以感觉到髂胫束有明显僵硬感;在患者侧卧、患肢轻度内旋时,若以掌根着力自股骨大转子向腓骨小头处行推法,可触及到颗粒状或结节状或条索状筋结,筋结大小不一、软硬不等(与病情相关,筋结越大、越硬时,病情越重)。

(五) 治疗

1. 治疗原则

温经散寒,通络止痛。

2. 治疗手法

患者俯卧,或伤肢屈膝屈髋呈侧(俯)卧姿势。医者以掌根着力,首先在髂胫束走行上使用力度适宜的推法、按法,寻找、确定压痛敏感点或筋结,然后依次选用不同手法。

(1) 滚法:若仅触及髂胫束僵硬感时,在其走行上施术,且以"风市"至"阳陵泉"一段为重点;若触及有筋结,则在筋结之上施术。施术5分钟或至病位温热,具有温经散寒、通络止痛的作用。

(2) 揉法:自髂前上嵴阔筋膜张肌起点及骶髂关节缝周围臀大肌起点,经股骨大转子、大腿外侧沿髂胫束走行,揉按至小腿腓骨小头髂胫束止点;如果有筋结,则重点在筋结上施术,至僵硬感减轻或筋结柔软。具有软坚散结,通络止痛的作用。

第七讲　髂胫束劳损

（3）**弹拨法**：在筋结上或紧张的髂胫束上施术，手法轻重以患者能耐受为度。注意"十取其一"原则。具有软坚散结的作用。

（4）**按法**：选取居髎、环跳、风市、阳陵泉、悬钟、跗阳等穴，得气为度，每穴3次。具有解痉通络止痛的作用。

（5）**推法**：自上而下（股骨大转子至腓骨小头）方向，轻重以患者感觉舒适或能耐受为度。反复5～10遍。具有的软坚散结，散瘀止痛的作用（推法既可以软坚散结，又可以寻找筋结或压痛敏感点，具有探病及治疗的双重作用）。

（6）**拍法**：可以视病情轻重对症选取击法、拍法、散法等，至病位温热为佳。每次治疗时，以上手法反复使用3～5遍，具有散瘀止痛的作用。

初次治疗后，患者局部有触痛感，自觉患肢有沉重感，好似病情加重，连续3次以上治疗，症状逐步改善、消失（基本在10～20次左右痊愈）。

附：弹响髋

弹响髋是指髋关节在做屈伸或旋转运动时（或者走路时），发出听得到或患者本人能够感觉到的弹响。

或别人将指腹置于患者髋关节（腹股沟）处，在患者主动屈伸或旋转髋关节时，可以感觉到振动或弹响。

在正常情况下，髋关节在周围肌肉、韧带、关节囊的紧束之下，在关节液的滋润之下，具有足够大的间隙容纳股骨头运动，不会产生弹响。

弹响髋产生的原因主要包括：

1. 髂胫束劳损

在正常情况下，髋关节做屈伸及旋转运动时，长度适宜、质地柔软的髂胫束可以自由的从股骨大转子上滑过（滑来滑去），不引起弹响。

当髂胫束劳损之后，筋膜变得僵硬，弹性长度下降，当髋关节再次进行屈伸或旋转运动时，僵硬、紧张的髂胫束难以自由的从股骨大转子滑过，与股骨大转子发生磨擦，产生弹响。

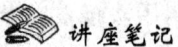

> 讲座笔记
>
> 医者若以四指指腹置于患侧股骨大转子上并按实，嘱患者伸直膝关节并大幅度前后摇摆（屈伸）下肢，可以感觉到髂胫束从大转子上弹过并引发弹响。

参照髂胫束劳损治疗。

2. 股骨头置换手术后或股骨骨折后畸形愈合

股骨头置换手术后或股骨骨折之后畸形愈合，造成股骨长度增加或上下端之间出现旋转，使髂胫束受到牵拉而变得紧张（有效弹性长度下降）。在髋关节运动时，不能顺利通过股骨大转子的限制，并且与之产生摩擦而发出弹响。

3. 先天畸形

后两种病因引发者，在保守治疗无效时，可以手术治疗。

第八讲　耻骨联合病变

(一) 基础解剖

耻骨联合是指两侧耻骨之间的连结处,属于直接连结中的软骨连结,关节表面有关节软骨附着,周围有韧带保护。

平时属于不动关节,只是在孕妇分娩时,在松骨素的作用下,可以微动(分离,便于胎儿自腹腔降入盆腔,以利生产)。

临床出现损伤的几率相对较少。

在正常情况下,两侧耻骨上下平齐(图 215),前后对称,关节间隙介于 4~6mm。

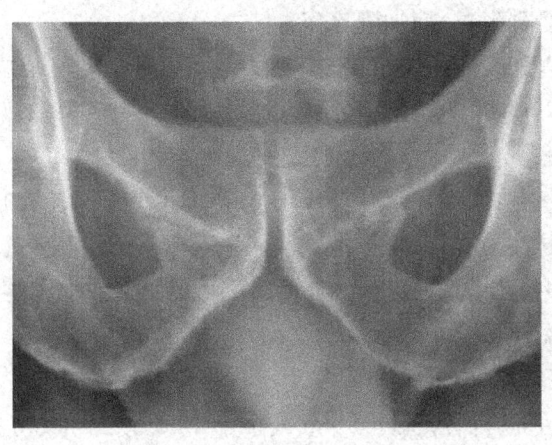

图 215　正常耻骨联合的位置

（二）病因病理

1. 分娩

分娩时用力过大或不当，造成关节周围韧带损伤，关节错位；或关节软骨面产生无菌性炎症。

定义为"产后耻骨联合分离"或"耻骨联合软骨炎"，见于产后妇女。

2. 外伤

骨盆后方受力且较大（如车祸），造成耻骨联合处韧带损伤，出现分离。定义为"外伤性耻骨联合分离"，可以见于任何人。

（三）临床特征

1. 症状

(1) 有明显病史（分娩或外伤）。

(2) 耻骨联合处有明显疼痛。

(3) 双下肢乏力，走路时下肢不敢用力，一旦用力则耻骨联合处疼痛加剧。部分患者可以出现跛行，有些人甚至出现需要架扶双拐才能行走，不能单腿向前伸出，只能双腿同时向前悠动，避免骨盆出现运动（耻骨联合受到牵拉）而加剧疼痛。

(4) 可以伴有骶髂关节错缝。

(5) 可以伴有腰酸、腰痛、尿频、性欲下降等中医"肾虚"症状。

2. 特征

(1) 压痛点：压痛局限在耻骨联合缝（即中医"曲骨"穴）。

(2) 特异性检查：骨盆分离试验、骨盆挤压试验、4字试验等均阳性（一切可能引起耻骨联合运动的动作，都可以引发或加剧疼痛）。

3. 影像学

骨盆正位片见有：

(1) 耻骨联合间隙大于 6mm 或小于 4mm（大于 6mm 提示两侧耻骨存在分离；小于 4mm 提示两侧耻骨存在前后错位）。

(2) 耻骨联合上下缘不平齐（提示两侧耻骨存在上下错位）（图216）。

(3) 关节软骨面粗糙不平（图217～图218）。

第八讲　耻骨联合病变

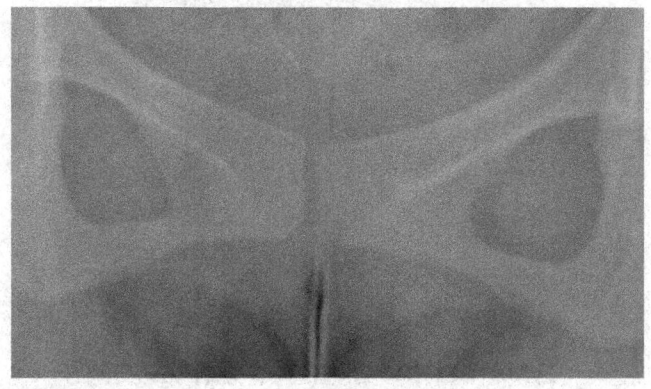

图 216　耻骨联合左右不对称

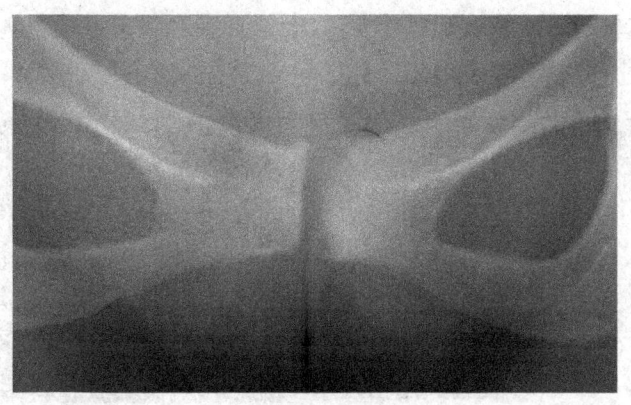

图 217　关节缝增宽，一侧关节软骨面粗糙

CT 检查可以发现两侧耻骨前后不对称。

（四）治疗

1. 治疗原则

整复错位，恢复功能。

2. 治疗手法

(1) 耻骨联合分离合法（图 219）（归挤拍按法）：患者正坐床边，双

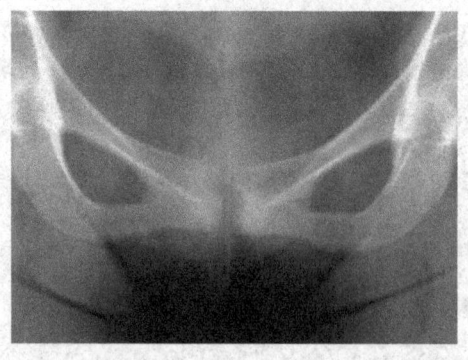

图218 关节缝增宽,双侧关节软骨面粗糙不平

下肢自然下垂,右手掌根平按在痛点之上。一助手坐于患者后方,双臂自后向前抱住(固定)患者躯干上部;另一助手立于患者前方,双手分别握住患者双踝,并使双踝尽量靠拢(固定);医者坐于患者右侧,并用左胯顶住患者右胯,左手抱住患者左胯,右手握住患者左手。

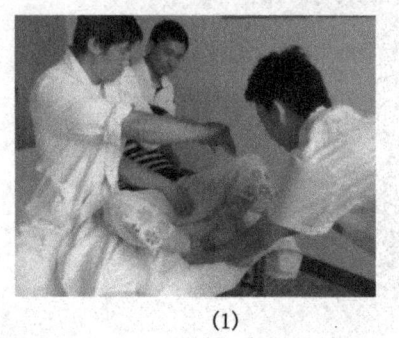 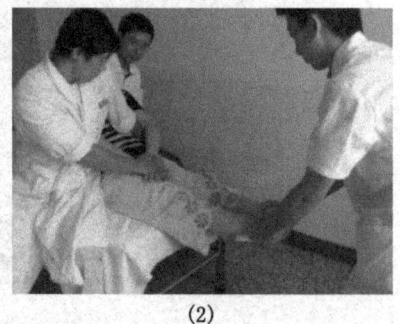

(1)　　　　　　　　　　(2)

图219 耻骨联合分离合法

立于患者前方助手首先使患者屈膝屈髋(双下肢外展外旋)(此时患者位于半躺半卧姿势,后方助手固定稳患者),医者左手及左胯相对用力患者骨盆,右手将患者左手抬起,在让前方助手将患者下肢迅速用力拉直的同时,使患者左手向按压在痛点的右手掌根上用力拍按。

每次治疗时使用2次。具有理筋复位的作用。

(2)捋顺法:如果在关节缝触及结节状或条索状筋结,可以配合使用揉法、弹拨法、捋顺法,力度轻柔和缓,以患者"不痛"为标准。具有软

第八讲 耻骨联合病变

坚散结、理筋复位的作用。

(3)指颤法:痛点施术,20分钟。具有散瘀止痛的作用。

依据病情轻重不同,10～20次左右可以治愈。

伴有关节软骨炎者,配合服用健步强身丸、六味地黄丸、肾骨胶囊、金天格胶囊等。

(五)调护

1. 仰卧时尽量避免下肢处于外展外旋位。
2. 选择紧身内衣固定骨盆。

第九讲 盆腔内病变

许多盆腔内病变如子宫肌瘤、炎症等可以刺激、压迫参予组成坐骨神经的脊神经前支神经干,引发坐骨神经痛。临床需要仔细鉴别。

第十讲 坐骨神经痛

坐骨神经痛是一个症而不是一个病,在临床上,能够引起坐骨神经痛的病症有很多,常见疾病有腰椎间盘突出症、急性腰肌扭伤、腰椎滑脱、椎管狭窄、骶髂关节错缝、耻骨联合分离、梨状肌损伤综合征、盆腔内疾病等。

坐骨神经痛的治疗包括治本与治标,治标即是对症处理;治本则要因病施治。

主要参考书目

1. 江西中医学院. 人体解剖组织胚胎学. 上海,上海科学技术出版社,1979.
2. 郭世绂. 临床骨科解剖学. 天津:天津科学技术出版社,1988.
3. 顾德明,缪进昌. 人体解剖学图谱. 第二版. 北京:人民体育出版社,2006.
4. 北京中医学院东直门医院. 刘寿山正骨经验. 第二版. 北京:人民卫生出版社,1985.
5. 孙树椿,孙之镐. 中医筋伤学. 北京:人民卫生出版社,1990
6. 骨科临床检查法编写组. 骨科临床检查法. 哈尔滨:黑龙江人民出版社,1974.

图书在版编目(CIP)数据

中医治疗腰椎间盘突出症/刘焰刚,赵吉平主编.—北京:科学技术文献出版社,2011.7(2025.1重印)
ISBN 978-7-5023-6888-3

Ⅰ.①中… Ⅱ.①刘… ②赵… Ⅲ.①腰椎—椎间盘突出—中医治疗法 Ⅳ.①R274.915

中国版本图书馆 CIP 数据核字(2011)第 046850 号

中医治疗腰椎间盘突出症

策划编辑:陈玉珠 付秋玲 责任编辑:付秋玲 责任校对:唐 炜 责任出版:张志平

出 版 者	科学技术文献出版社
地 址	北京市复兴路 15 号 邮编 100038
编 务 部	(010)58882938,58882087(传真)
发 行 部	(010)58882868,58882874(传真)
邮 购 部	(010)58882873
网 址	www.stdp.com.cn
发 行 者	科学技术文献出版社发行 全国各地新华书店经销
印 刷 者	北京虎彩文化传播有限公司
版 次	2011 年 7 月第 1 版 2025 年 1 月第 10 次印刷
开 本	650×950 1/16
字 数	216 千
印 张	15
书 号	ISBN 978-7-5023-6888-3
定 价	28.00 元

版权所有 违法必究

图书购买或征订方式

关注官方微信和微博可有机会获得免费赠书

 淘宝店购买方式：
直接搜索淘宝店名：**科学技术文献出版社**

 微信购买方式：
直接搜索微信公众号：**科学技术文献出版社**

 重点书书讯可关注官方微博：
微博名称：**科学技术文献出版社**

 电话邮购方式：

联系人：王 静
电话：010-58882873，13811210803
邮箱：3081881659@qq.com
QQ：3081881659

汇款方式：
户　名：科学技术文献出版社
开户行：工行公主坟支行
帐　号：0200004609014463033